歯と歯ぐきを
強くする
噛《か》みトレ

口腔外科医
新谷 悟

アスコム

・最近、かたいものが噛《か》みにくくなった

・虫歯が多いなど、歯にすでに不安がある

・歯周病《ししゅうびょう》になってしまっている

・歯ぐきからよく血が出ている

・歯ぐきがしみる

・親の歯がボロボロで自分も不安

そんな不安がある人に
やってもらいたいのが
「噛みトレ」です！

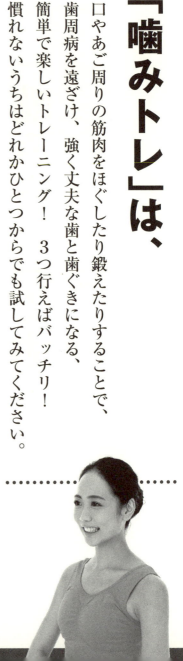

「噛みトレ」は、

口やあご周りの筋肉をほぐしたり鍛えたりすることで、歯周病を遠ざけ、強く丈夫な歯と歯ぐきになる、簡単で楽しいトレーニング！　３つ行えばバッチリ！　慣れないうちはどれかひとつからでも試してみてください。

噛みトレ 1

唾液腺をばっちり刺激して、唾液たっぷりに!

1、2の3 ストレッチ

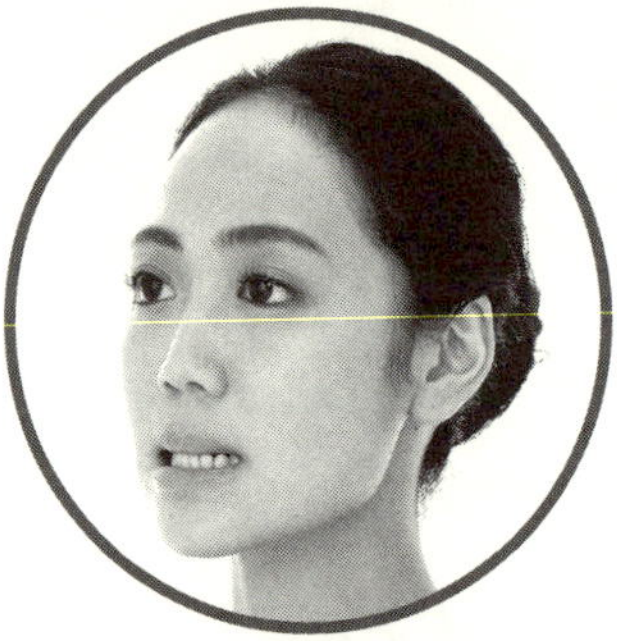

▼

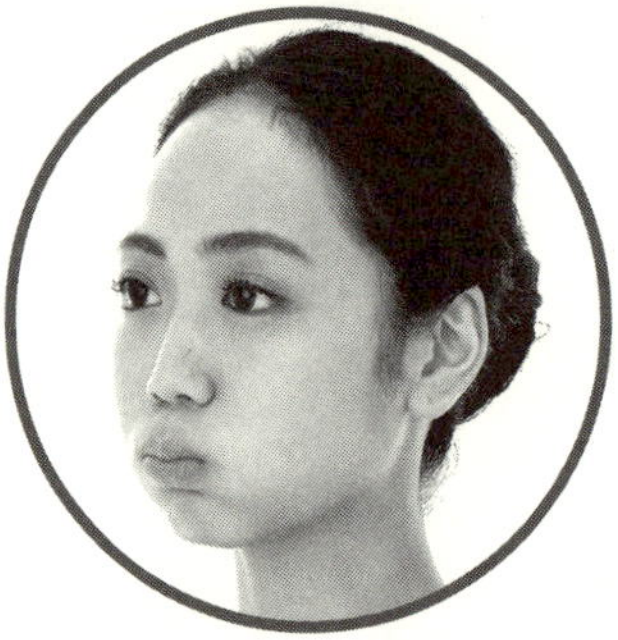

口の中にある３つの唾液腺《だえきせん》を刺激する筋肉をほぐすと、歯や歯ぐきを守る唾液がどんどん出るようになります。

すぐ試したい人は
← 28ページへ

噛みトレ 2

気持ちよ〜く
こりがほぐれる

ムンクの叫びストレッチ

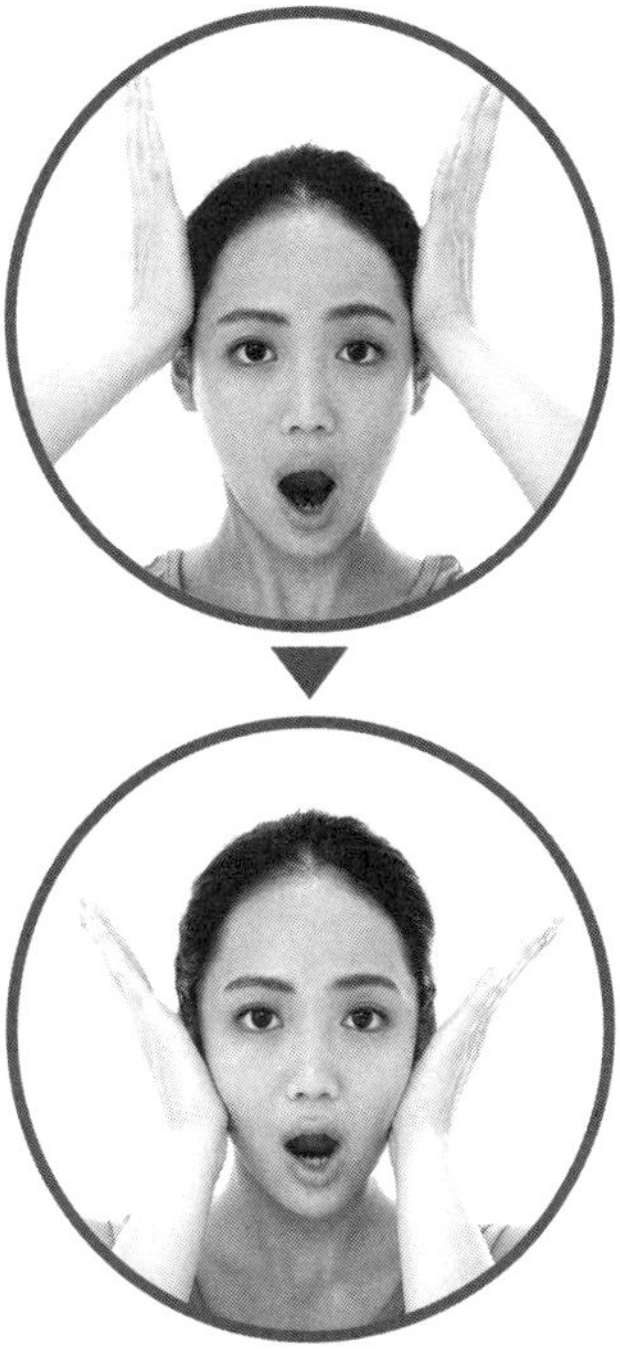

加齢とともにカチカチにこる口やあご周りの筋肉をゆるめ、口がなめらかに動くようになると、口の中からどんどん元気に！

すぐ試したい人は
←30ページへ

噛みトレ 3

噛むために必要な
あごの筋肉がつき噛む力アップ！

欲しがりストレッチ

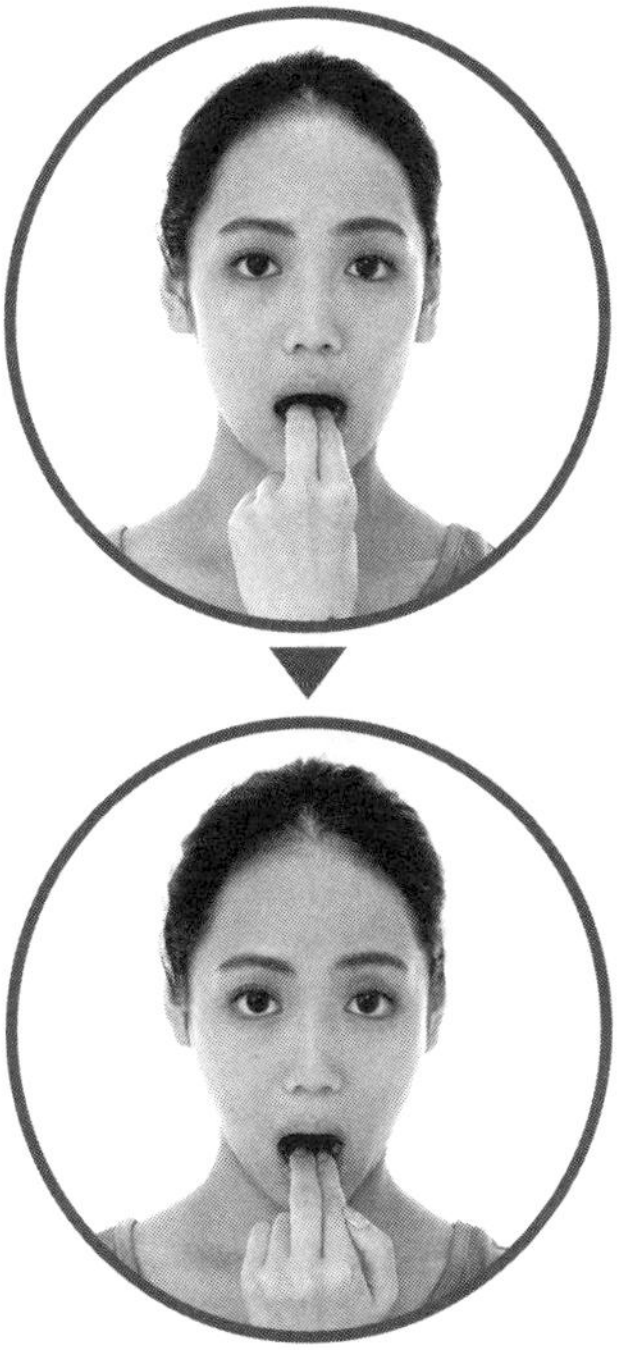

口やあご周りの筋肉を鍛えれば、かたいものでも食べられるようになります。

すぐ試したい人は
←32ページへ

はじめに

「噛みトレ」で一生、元気で好きなものが食べられる喜びを

「入れ歯はちょっといやだな」「歯周病が怖い」

「最近、かたいものを噛《か》むのがおっくう……」

タイトルに惹《ひ》かれて今、この本を読んでいる方の多くは、歯や歯ぐきなど、口腔《こうくう》内《ない》に、なにかしらの悩みや不安を抱いてるのではないかと思います。

なかには、すでに歯周病予防の歯みがき粉やうがい薬などを買って、気をつかっている方もいらっしゃるかもしれません。

ただ、歯と歯ぐきの健康を願うなら、それだけでは不十分。

いつまでも丈夫な歯と歯ぐきでいたいなら、そして、歯周病などを遠ざけて、口腔内の健康を保ちたいなら、年齢とともに衰《おとろ》えていく、口やあご周りの筋肉をほぐしたり鍛えたりする必要があるのです。

後ほど詳しく説明しますが、口やあご周りの筋肉をほぐしたり鍛えたりすることで、唾液が多く出て、歯と歯ぐきは健康に保たれます。

さらにいえば、立派な歯と歯ぐきを持っていたとしても、噛むためや飲み込むために必要な口やあご周りの筋肉が衰えてしまっては、当然、噛めなくなりますし、飲み込めなくなります。

結果、歯や歯ぐきが弱ったときと、同じ状況になってしまうのです。

「噛みトレ」は、口やあご周りの筋肉をほぐしたり鍛えたりして、強く丈夫な歯と歯ぐきになり、一生、好きなものを食べ続けるためのトレーニングです。

そして私は、歯や歯ぐきに悩みを抱える人はもちろんのこと、健康で幸せな日々を願うすべての方が、この「噛みトレ」を習慣的に実践することを願っています。

なぜなら、健康で長生きするためには、口やあご周りの筋肉をほぐしたり鍛えたりすることがどうしても必要だからです。

自分の足で歩いて好きな場所に行き、好きなものを食べ、気の合う仲間とたわいもない話をして笑い合う。

できるだけ長く、そんな毎日を過ごす。

それが私の抱く、健康で幸せな老後のイメージです。

おそらく、みなさんの持つイメージも、そんなにずれはないのではないでしょうか。

そのためには、ランニングするよりも、スクワットするよりも、なによりも最初に、口をトレーニングして、**口の健康を守らなければならない**のです。

なぜなら、老化は口からはじまるからです。

老化は目からという人もいますが、それは、老眼になってピントが合いにくくなったせいで、見えにくくなり、老化を実感しやすいから。しかし、実際のところ老化は、口から静かにはじまり、口の老化が全身へと広まっていくのです。

このような話は、私だけが主張しているわけではなく**「オーラルフレイル」と言われ、歯科医の多くが、警鐘《けいしょう》をならしている問題**であり、関係する多くの論文が発表されています。

オーラルフレイルで、私がなにより問題だと思うのが、**好きなものが食べられなくなる**ことです。

私は大好きだった祖母を、舌がんで亡くしました。

祖母は、好きなものを食べられないまま最期を迎えました。

私が口の中の専門医を目指すきっかけになったのは、そんな祖母の最期を見ていたからです。

そして今、クリニックには、歯や歯ぐきがボロボロになり、「好きなものが食べられないから、なんとかしてほしい」という人が多くいらっしゃいます。

いつまでも丈夫な歯と歯ぐきで、死ぬまで元気に好きなものを食べたいなら、できるだけ早く、口の老化を防ぐ必要があります。

しかし、口の老化はなかなか気づけないものです。

毎日歯みがきしていても、歯科医で虫歯や歯周病の治療をしていても、口の老化は進行します。

気づかずに進行するからこそ、ほっておいて、知らぬ間に手遅れになってしまう。そんな人を何人診てきたことか……。

なんとか進行をゆるやかにして、最期まで好きなものを食べられるようにしてあげたい。

そんな思いから考案したのが、「噛みトレ」です。

「噛みトレ」という名前ですが、何かを噛んで行うトレーニングではありません。

「噛みトレ」は、**いつまでも健康な口を保ち、好きなものを噛んで食べられる幸せな未来を手に入れるためのトレーニング**です。

トレーニングといっても、難しいものではありません。

誰でもできる1日2分の簡単なものです。

口は あなたが知らない間に 静かに老いていく

「あなたの口は衰えている」と話しても、どれくらいの人が信じるでしょうか。
そもそも、口の衰えを気にしている人は、残念ながらほとんどいないと思います。
歯が抜けはじめたときに、初めて気がつく人も多いのではないでしょうか。

しかし、歯が抜けていなくても、**早い人では30代後半から、そして誰でも加齢《かれい》とともに、口は衰えていきます**。
みなさんは、次のような症状《しょうじょう》がありませんか？

滑舌《かつぜつ》が悪くなった。

昔より少食になった。

口が渇く。

ときどきむせる。

かたいものが食べられなくなった……。


ここにあげたものは、すべて口の老化による現象です。

さらにいえば、ほうれい線（小鼻から口角まで伸びるしわ）や顔のしわやたるみ。

それから肩こり、首こり。これらも口の老化が原因で起きることがあります。

ここまでの症状がなくても、実は口が衰えている可能性があります。

次のページの「口の老化チェック」をしてみてください。

口の老化の最大の原因である口やあご周りの筋肉が衰えているかどうかのチェックです。

おそらくほとんどの人が痛みを感じると思います。

口の老化チェック

1　こめかみ部分を親指で押してみてください

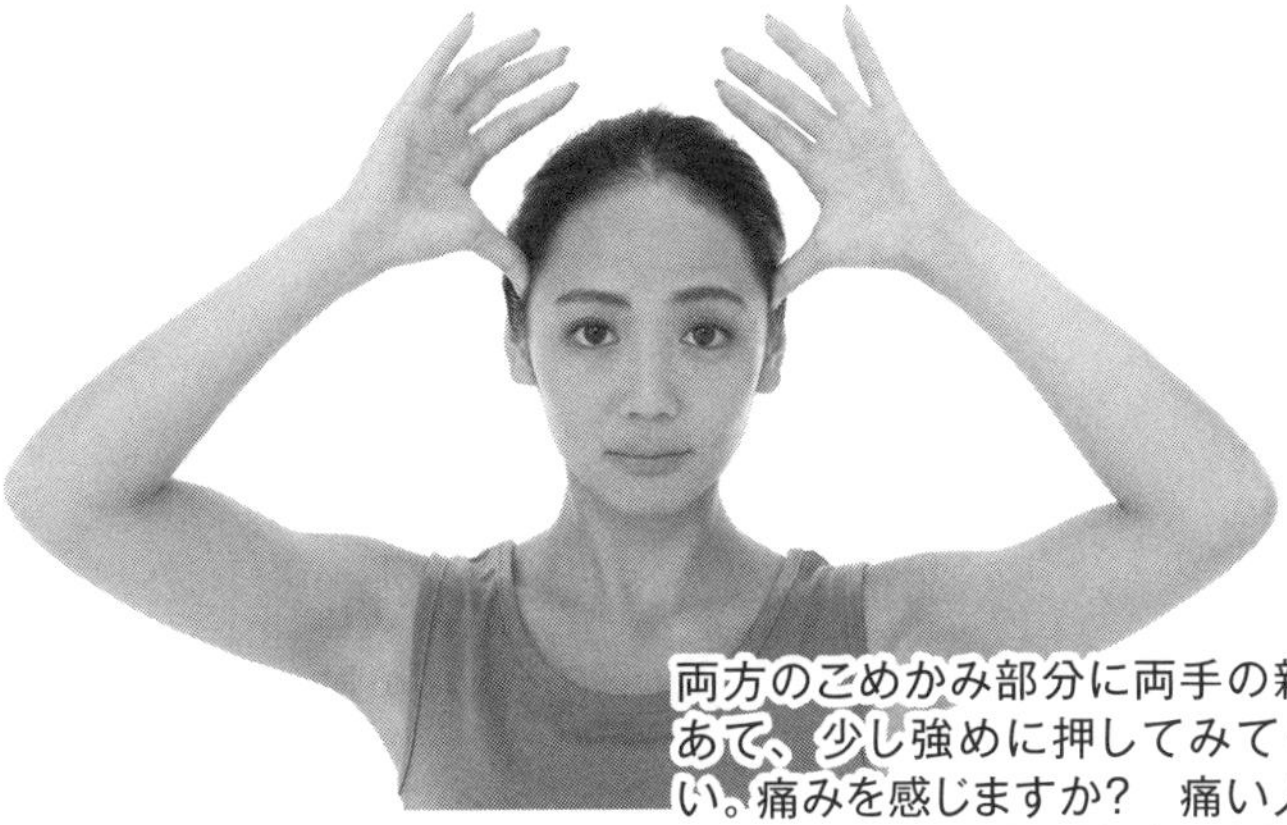

両方のこめかみ部分に両手の親指をあて、少し強めに押してみてください。痛みを感じますか？　痛い人は口が老化している可能性があります。

2　奥歯のあたりを中指で押してみてください

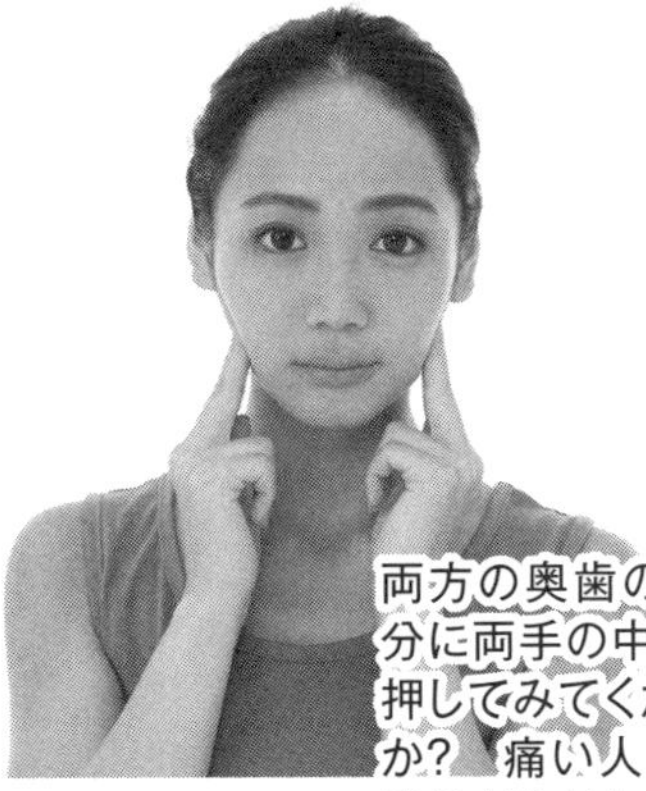

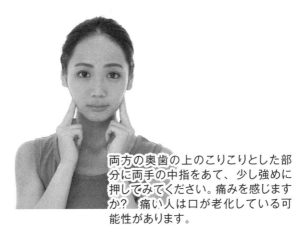

両方の奥歯の上のこりこりとした部分に両手の中指をあて、少し強めに押してみてください。痛みを感じますか？　痛い人は口が老化している可能性があります。

痛いと感じた人、心配しないでください。
「噛みトレ」を続けると、その痛みはすぐになくなります。
そして、健康な口を取り戻すことができるようになります。

「噛みトレ」は、現代人には、必須《ひっす》のトレーニングだと自負しております。
なぜなら、現代人は、昔と比べると口が衰えやすいからです。

まず、かたいものを食べることが少なくなりました。
口の中でとろけるような料理が食卓には並んでいます。
核家族化や少子化で、大人数で話す機会も少なくなりました。
大声で話したり、笑ったりすることも少なくなってきています。

現代人は、昔と比べると圧倒的に口を動かすことが少なくなっているのです。
高齢者でいえば、ひとり暮らしの方が増えています。

国立社会保障・人口問題研究所が２０１２年に行った「生活と支え合いに関する調査」によると、65歳以上の独身男性で、２週間で、１回も会話をしない日があるという方は、約50％に上ります。

独身女性の場合は、少し減るのですが、それでも約37％、３人に１人が、毎日会話をしていません。

夫婦で暮らしていても約15％の人は、毎日しゃべっていないのです。

これは、高齢者だけの問題ではありません。

若い人は、コミュニケーションをＳＮＳなどでとるようになり、特に、休日にあまりしゃべらずに過ごすという人も多くいるようです。

その影響もあってか、**口が驚くほど衰えている20代や30代の人たちもクリニックでは多く見かけるようになりました**。

ですから、高齢者も、若者も、年齢に関係なく、「噛みトレ」を今日からはじめ、口の健康を保つための一歩を踏み出してほしいのです。

口やあご周りの筋肉の衰えが、全身の老化につながる

口の老化の最大の原因は、口やあご周りの筋肉の衰えです。歯と歯ぐきの強さにも、ここが大きくかかわってきます。「口の老化チェック」で確認したのは、口やあご周りの筋肉がどれだけかたくなっているかです。

口を開けたり、閉じたり、舌を動かしたりする筋肉がかたくなると可動域が狭くなり、重要な3つの力が低下します。

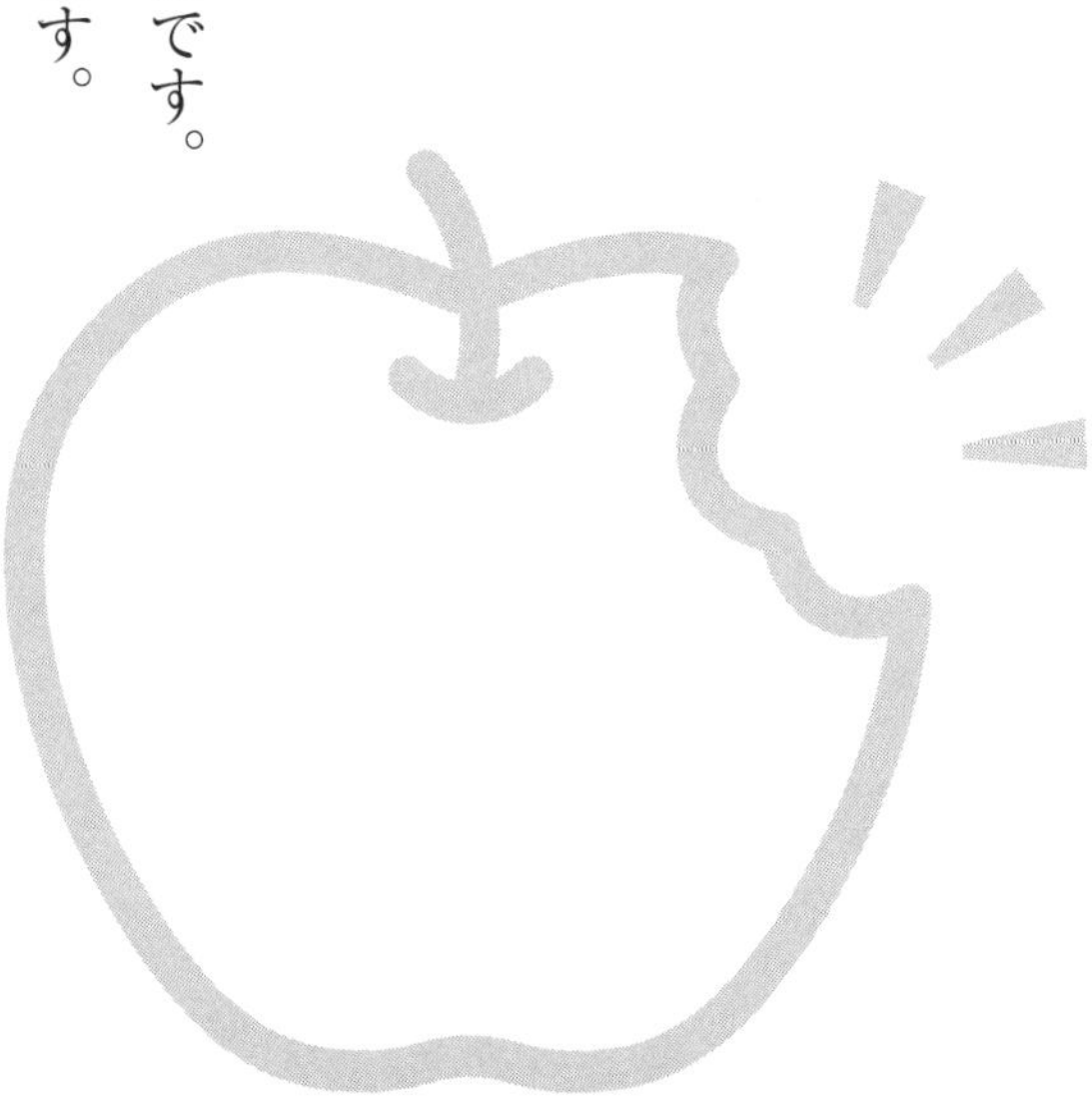

①唾液《だえき》力……十分な唾液量を分泌する力
②咀嚼《そしゃく》力……歯で食べものを噛み砕く力
③飲み込み力……食べものを食道に運ぶ力

そして、この3つの力が低下すると、

・食べものから栄養をうまく吸収できなくなり、老化が進む
・食べものをのどに詰まらせる、最悪の場合は誤嚥《ごえん》性肺炎
・侵入してくるウイルスや細菌を防御できなくなる
・歯周病が原因となる病気の発症、歯や歯ぐきの劣化
・血管が老化するなど、血流が悪くなる

ということが引き起こされます。
全身の老化と、病気に、口の老化がかかわってくるのです。

最初は「噛みづらいなあ」「ときどきむせるなあ」「口が渇くなあ」くらいの軽い症状ですが、かたい筋肉をそのままにしていると、口だけの問題ではなくなります。やがて**歩けなくなり、動けなくなり、話せなくなり、食べられなくなり、最悪のケースは死に至る病気を発症することもある**のです。

次ページに、具体的に、3つの力が低下すると、どのようなことが起こるのかまとめましたので参考にしてください。

そして、この3つの力の低下を防ぐのが「噛みトレ」です。

今回、「噛みトレ」を**2週間試してもらったすべての方が通常時の唾液量が増えていましたし**、噛みやすくなった、しゃべりやすくなったと、口やあご周りの筋肉がほぐれたことを、ほとんどの方が実感していました。

自信をもってみなさんにおススメできます。

次の章でやり方を紹介しますので、ぜひ試してみてください！

口の老化からはじまる全身の老化

健康

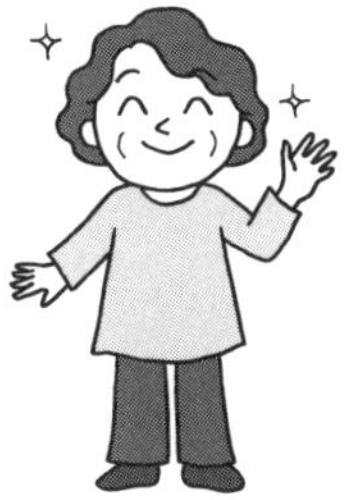

オーラルフレイル
（口の老化）

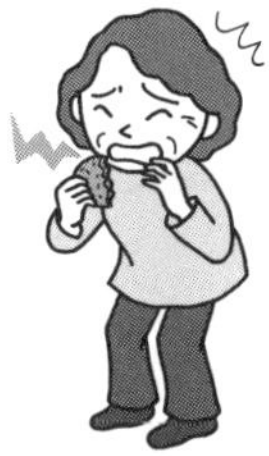

唾液力、咀嚼力、飲み込み力が低下すると……。
口が渇く、噛めない、むせるなどの症状があらわれます。

フレイル
（全身の老化）

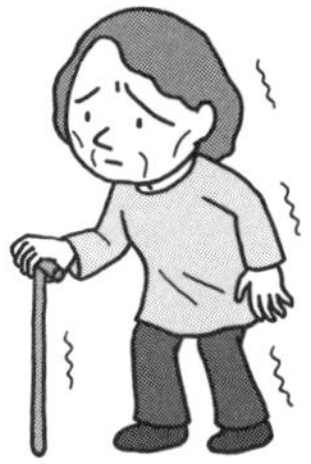

口の機能が低下すると……。
栄養が不足する、筋肉が衰える、運動機能が衰えるなど、体全体の老化が一気に進みます。
そして……。

要介護

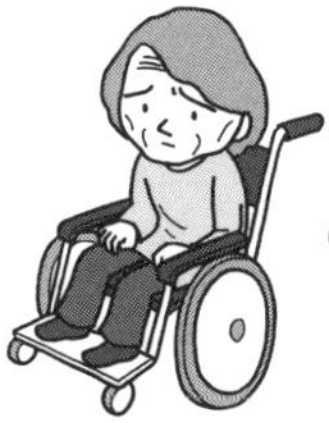

OR

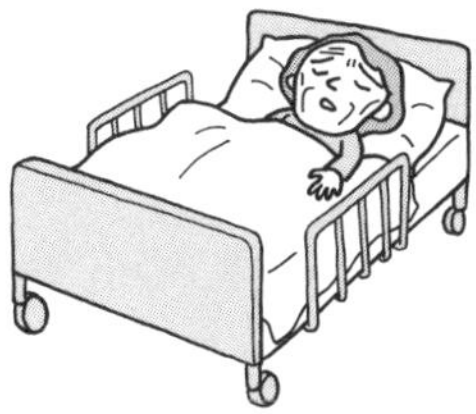

目次

はじめに
「噛みトレ」で一生、元気で好きなものが食べられる喜びを 6
口はあなたが知らない間に静かに老いていく 11
口やあご周りの筋肉の衰えが、全身の老化につながる 16

第1章
歯と歯ぐきを強くして元気に長生き！「噛みトレ」のやり方 25
1日1回の「噛みトレ」で歯や歯ぐきから元気になる！ 26

噛みトレ1 唾液線をばっちり刺激して、唾液たっぷりに！
1、2の3ストレッチ 28

噛みトレ2 気持ちよ～くこりがほぐれる
ムンクの叫びストレッチ 30

噛みトレ3 噛むために必要なあごの筋肉がつき噛む力アップ！
欲しがりストレッチ 32

「噛みトレ」の効果が増す3つのポイント 34

2週間で驚きの効果。体の変化に体験者びっくり！ 35

Case1 口の乾きもなくなり外れやすかったあごが改善 37

Case2 唾液量が大幅アップ！ 目にもいい影響が！ 38

Case3 あごの痛みが解消し、口が縦に開きやすくなった 39

Case4 頭痛と肩こりがかなりらくになった 40

Case5 かたいものを食べて頬がつらなくなった 40

第２章

「噛みトレ」が歯と歯ぐきを強くし、病気を遠ざける理由

41
「唾液力」「咀嚼力」「飲み込み力」加齢とともに衰える3つの力　42
3つの力が低下すると「死亡」と「要介護」のリスクが2倍に！　47
「噛みトレ」で口やあご周りの筋肉をストレッチ！　3つの力を取り戻す　50
なぜ、簡単な「噛みトレ」で、3つの力を取り戻せるのか？　52
唾液たっぷりの口が、歯と歯ぐきを丈夫に保つ　56
「唾液力」で心筋梗塞、脳卒中、糖尿病などの原因「歯周病菌」を防ぐ　60
「咀嚼力」不足だと、食べても栄養不足!?
歩行困難、認知症、体はみるみる衰える　63
「飲み込み力」が上がり、誤嚥性肺炎を予防する　66
お子さんやお孫さんと一緒に！　家族で取り組みたい「噛みトレ」　69

第3章

「噛みトレ」でこんなこともよくなる　73

「噛みトレ」で肥満と生活習慣病を遠ざける　74
噛めば噛むほど幸せホルモンたっぷりで、心のバランスが整う　77
アレルギーやインフルエンザなどの感染症のリスクが減る　80
たるみ、二重あご、デカ顔解消！　表情も豊かになって見た目も変わる　83
人前で気になる「口臭」や「滑舌」も予防！　86
目のピント調節機能をアップ！　老眼予防にも「噛みトレ」　89
よく噛めれば負担は激減！　胃腸が元気で疲れにくくなる　92
こり解消の連鎖が起きる！　肩や首がすっきり爽快　95
実は予備軍が1900万人？　顎関節症の症状が改善する　98
味覚がよみがえり、何でも噛める。「噛みトレ」で一生「おいしい」を満喫　102

第4章

さらに歯と歯ぐきが強く丈夫になる8つの裏ワザ

105

新谷流歯のお手入れは、「フロスファースト」がポイント！　106
スプーンひとつでできる「舌上げストレッチ」でさらに口の老化を防ぐ　111
「リズム噛み」で、前向きで若々しい心を手に入れる　113
口の老化を防ぐのに最もおススメな食材は、昆布！　115
片側だけでなく両方の歯で噛めば、食事がよりおいしくなる！　117
ひとりで食べるよりみんなでワイワイ食べたほうが、口は衰えない　119
歯を食いしばっていることに気づいたら、すぐに上下の歯を離す　121
歯の補強は1本1本で考えるのが基本！　123

おわりに　126

第1章

歯と歯ぐきを強くして元気に長生き！「噛みトレ」のやり方

誰でも簡単にできる3つのトレーニング。
早速、今日からはじめましょう。

1日1回の「噛みトレ」で歯や歯ぐきから元気になる！

「噛《か》みトレ」は、歯や歯ぐきから元気になる口やあご周りの筋肉のトレーニングです。「口周りの筋肉なんて衰えてませんよ」というかもしれませんが、ほとんどの人にガタがきています。動かせる範囲で動かしているから、気づかないだけ。

若いころと比べると、大きく口を開けられないし、噛む力も弱くなっているし、歯と歯ぐきを守る唾液《だえき》の量も少なくなっているはずです。

そこで、「噛みトレ」。3種類のトレーニングを1日1回行うだけで、筋肉がよく動くようになり、歯と歯ぐきから、体がどんどん若返ってきます。

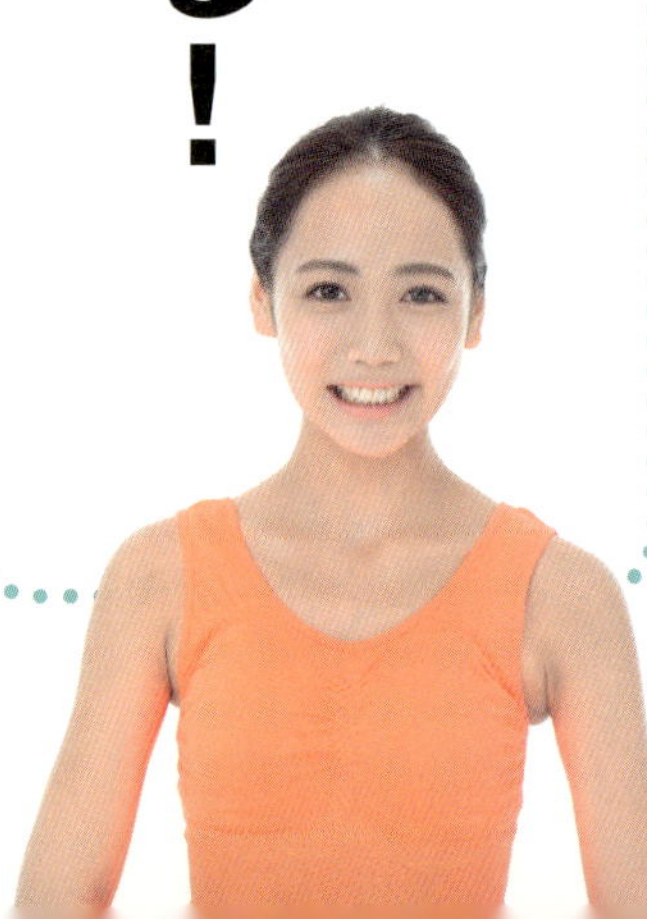

噛みトレ

1 1、2の3ストレッチ

唾液腺をばっちり刺激して、唾液たっぷりに!

耳の前、あごの下、舌の裏側にある唾液腺《せん》を刺激する筋肉をほぐすと、噛めば噛むほど、どんどん唾液が出るようになります。

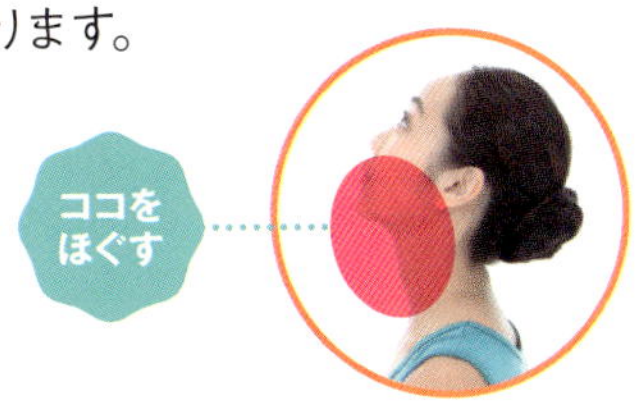

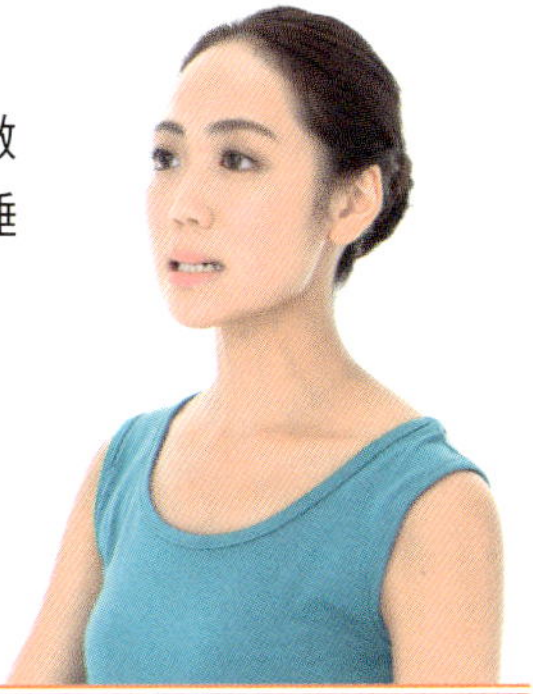

噛みトレ

2 ムンクの叫びストレッチ

気持ちよ~くこりがほぐれる

噛む力の低下でカチカチにこっている筋肉をゆるめると、口の動きがなめらかになるだけでなく、頭も首もスッキリします。

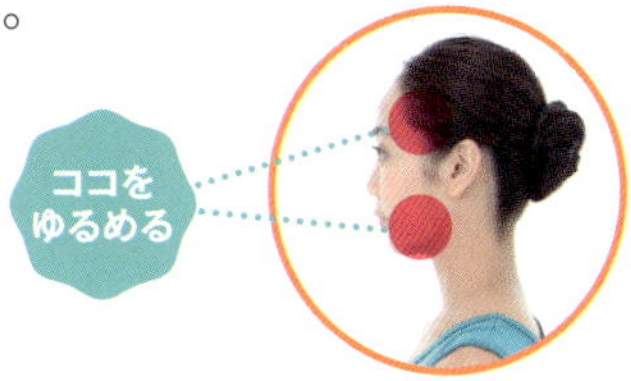

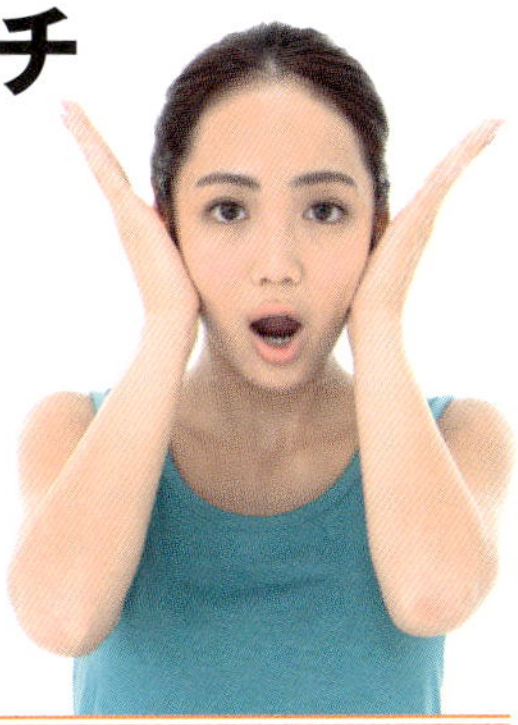

噛みトレ

3 欲しがりストレッチ

噛むために必要なあごの筋肉がつき噛む力アップ!

口を開けたり、閉じたりする筋肉をまとめてトレーニング!　口の動きが軽くなるだけでなく、噛み応えを感じるようになります。

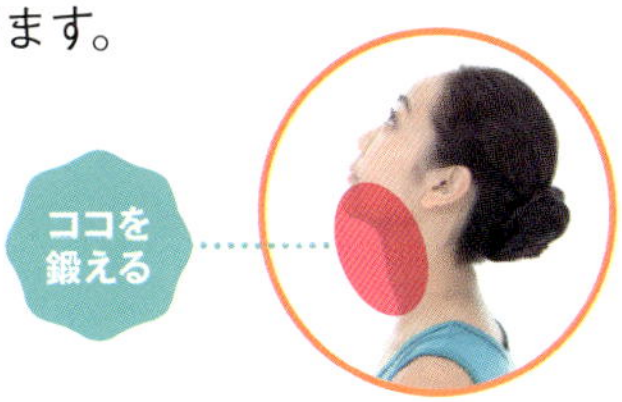

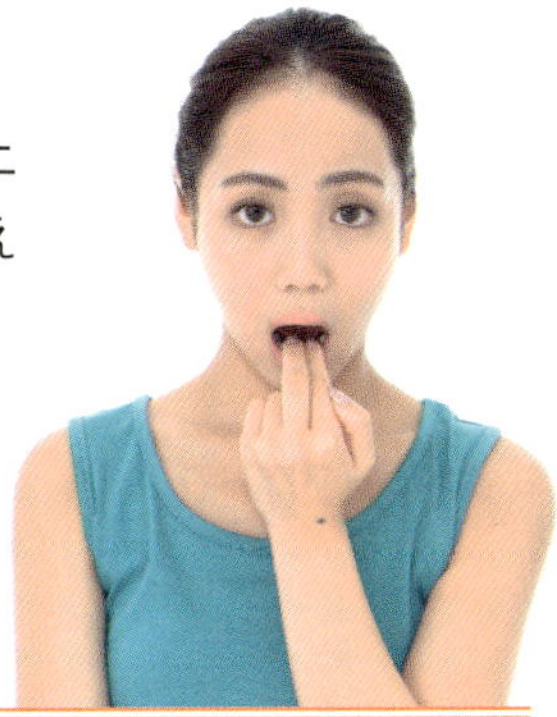

1、2の3ストレッチ

唾液腺をばっちり刺激して、唾液たっぷりに!

下あごを思い切り突き出して、耳の前、あごの下、舌の裏側にある3つの唾液腺を刺激する筋肉をほぐしましょう。

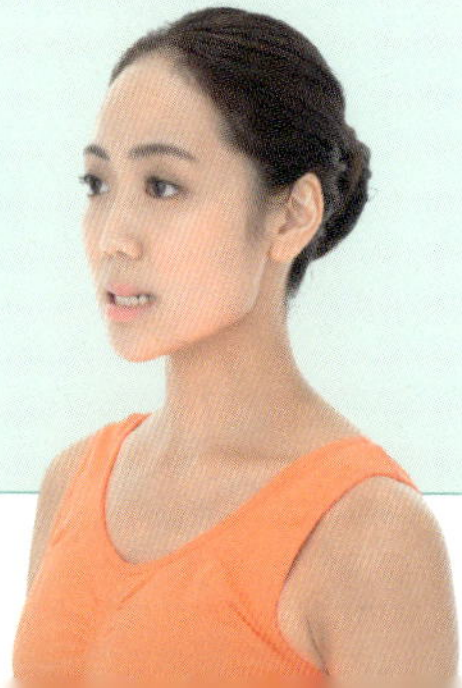

1

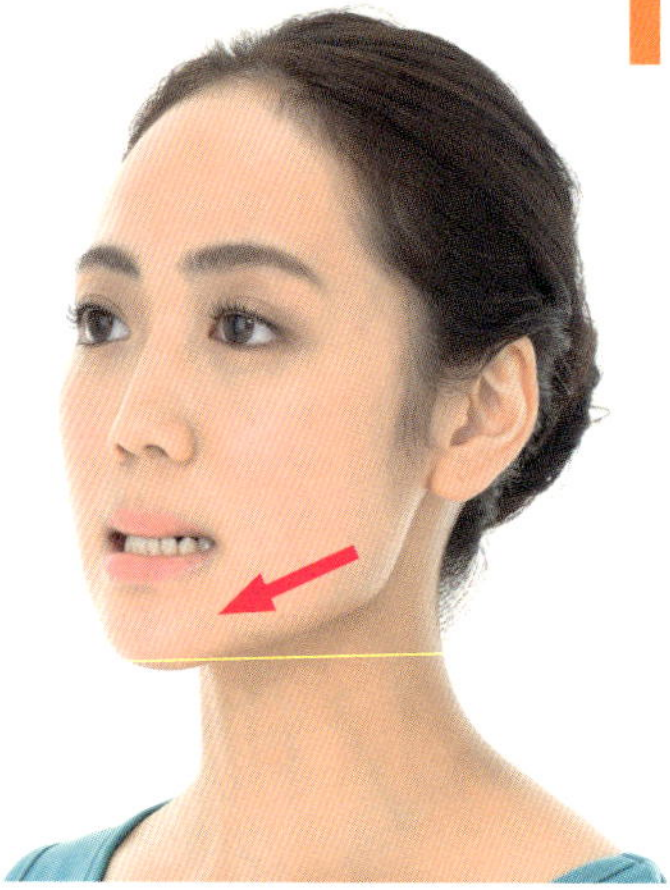

下あごを前に突き出す

口を軽く開けて、下あごをゆっくり前に突き出します。「1、2の3ストレッチ」は下あごを突き出したまま行うので、はじめる前に何度か下あごを突き出す練習をしてみましょう。すぐにできるようになります。

POINT ▶▶▶

限界までしっかり下あごを突き出しましょう。

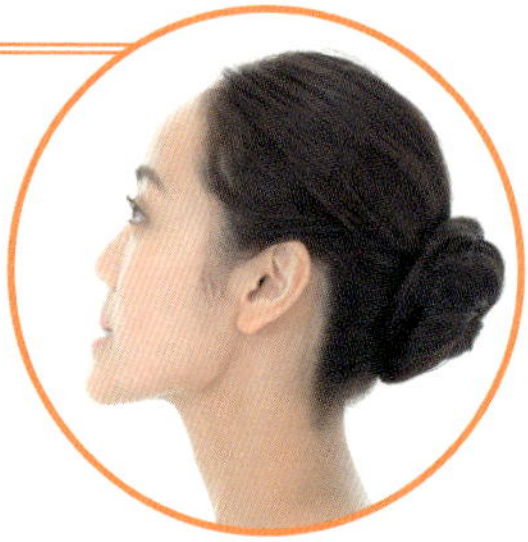

×5回

2

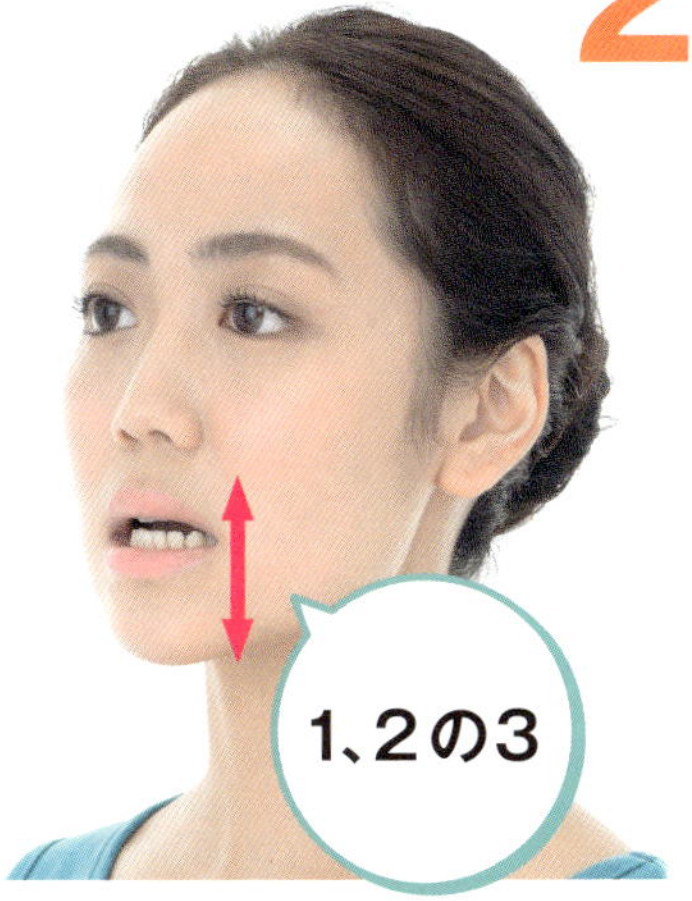

1、2の3と心の中で唱えながら口を開閉する

1、2の3のリズムに合わせて3回、口を開閉する。開き具合は個人差があるので、できる範囲で構いません。突き出している下あごが元に戻らないように注意しながら行いましょう。

3

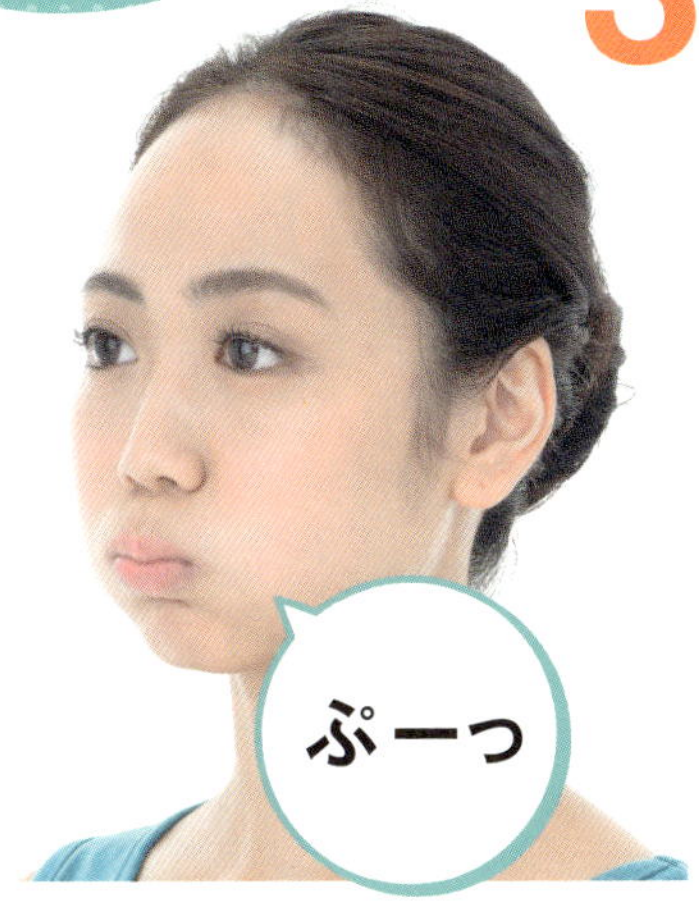

頬をふくらませる

3回口を開閉したらぷーっと頬をふくらませます。1～3を5回繰り返しましょう。かたくなっている筋肉をほぐすのが目的ですから、ゆっくり丁寧に行うことを心がけてください。

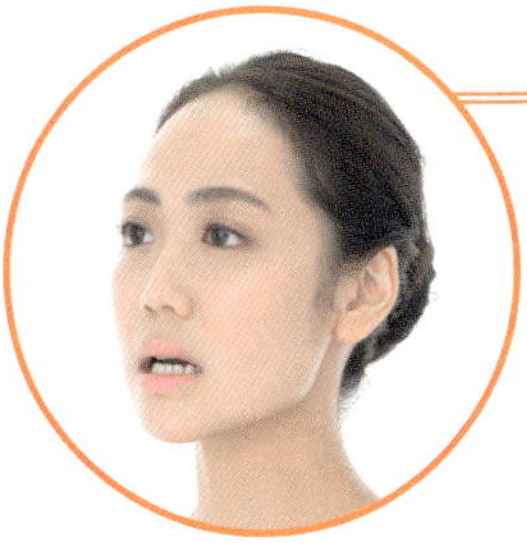

POINT

下あごを突き出したまま口を開けるときは、上唇と下唇が指1本程度離れるくらいで十分です。

2

気持ちよ~くこりがほぐれる
ムンクの叫びストレッチ

噛む力の低下でカチカチにこっている、あごの筋肉とこめかみあたりの筋肉を、手のひらの刺激でそれぞれゆるめましょう。

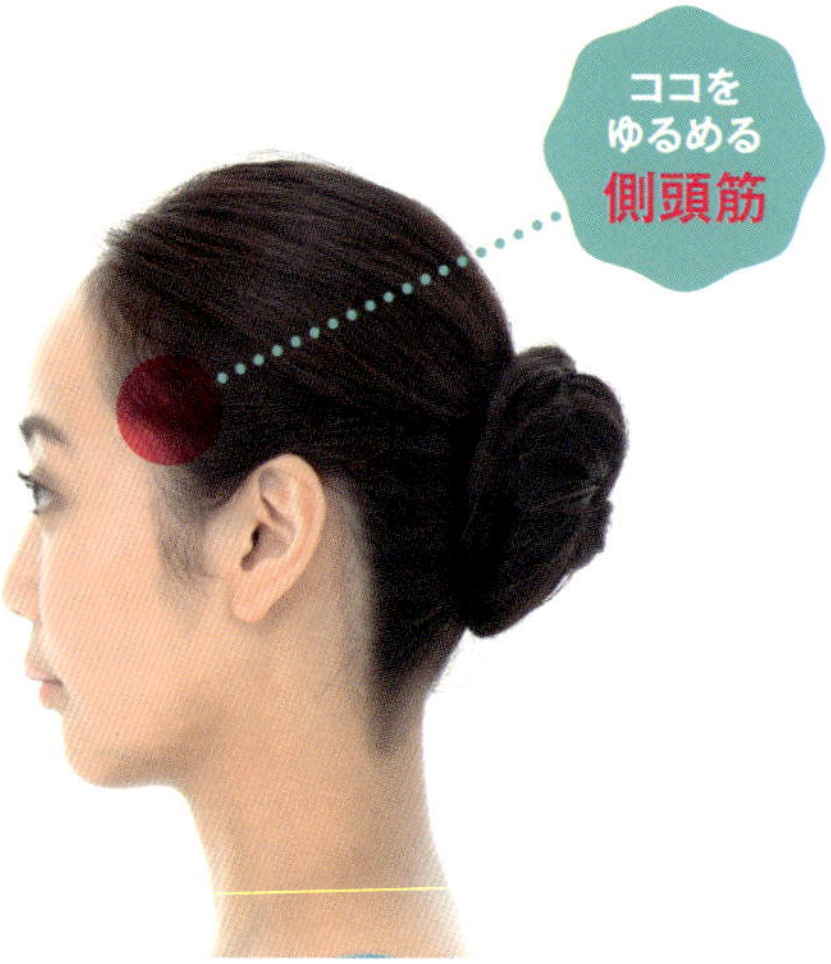

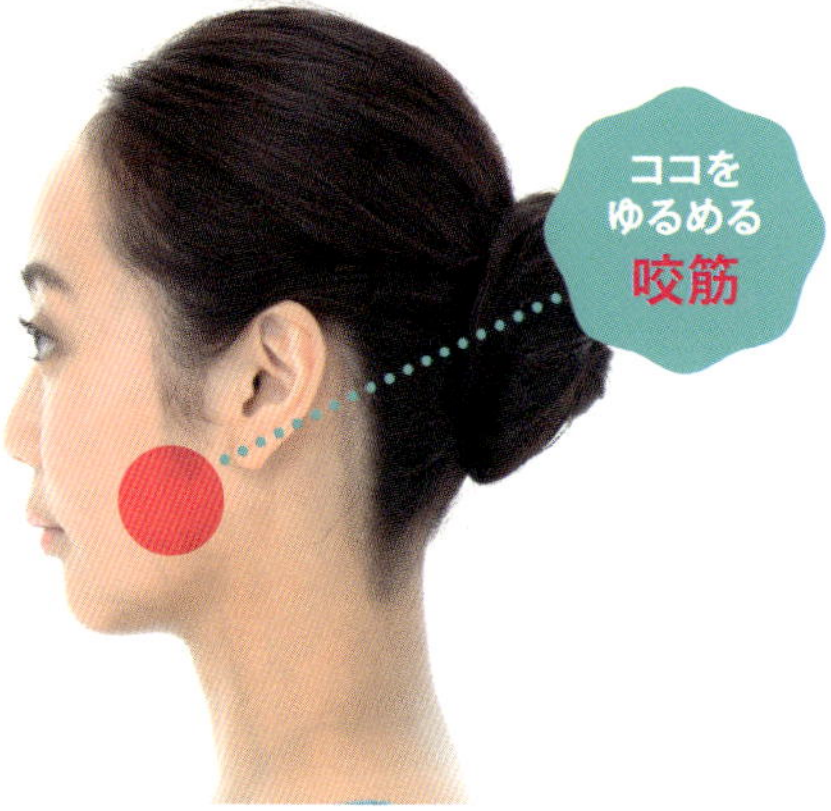

口を開けたり、閉じたりするときに使う主な筋肉は５つです。「ムンクの叫びストレッチ」のターゲットは、特にかたくなりやすい側頭筋《そくとうきん》（上）と咬筋《こうきん》（下）。この２つの筋肉を軽くマッサージしてゆるめます。

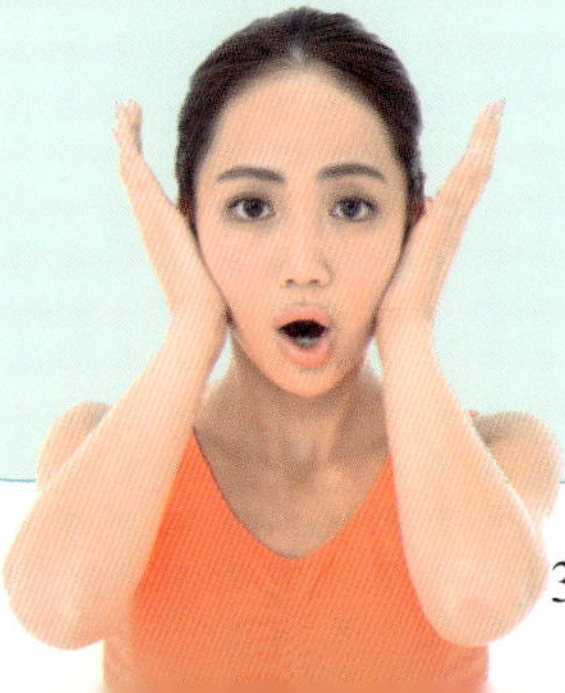

各10秒
×3セット

1

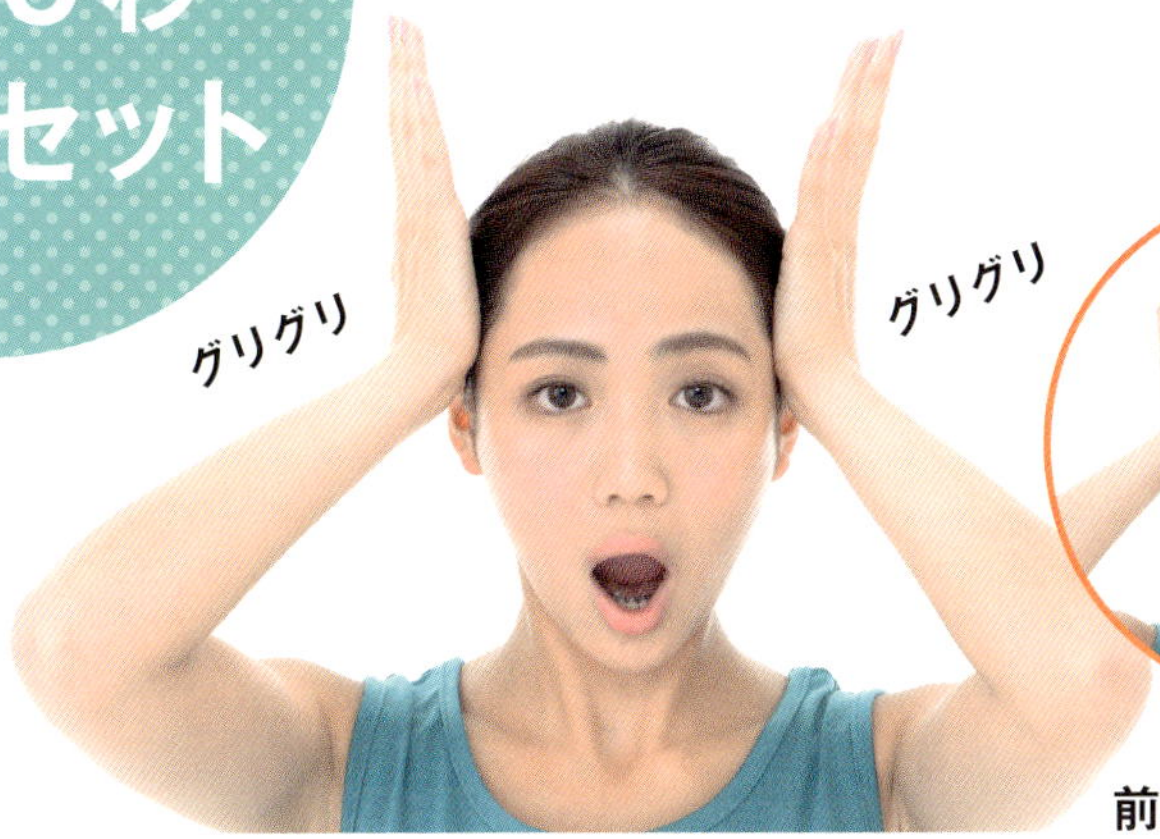

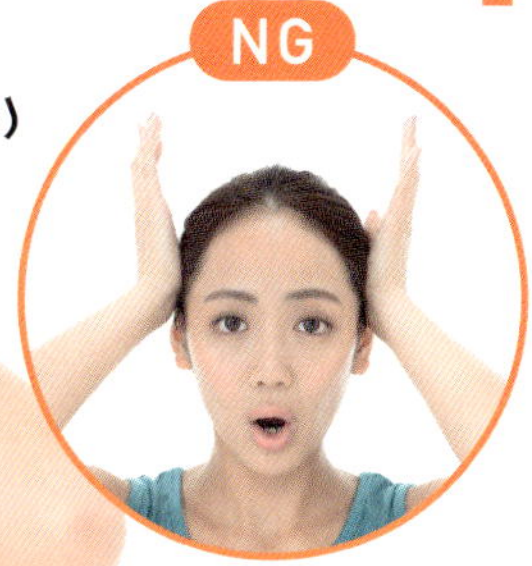

手の位置が
前すぎないように

こめかみを手でマッサージ

奥歯を強く噛んだときにふくらむこめかみ部分に（右ページ上の写真の赤丸の箇所）両方の手のひらをあて、軽く口を開け、軽く押し込みながら10秒間ほどグリグリ。

2

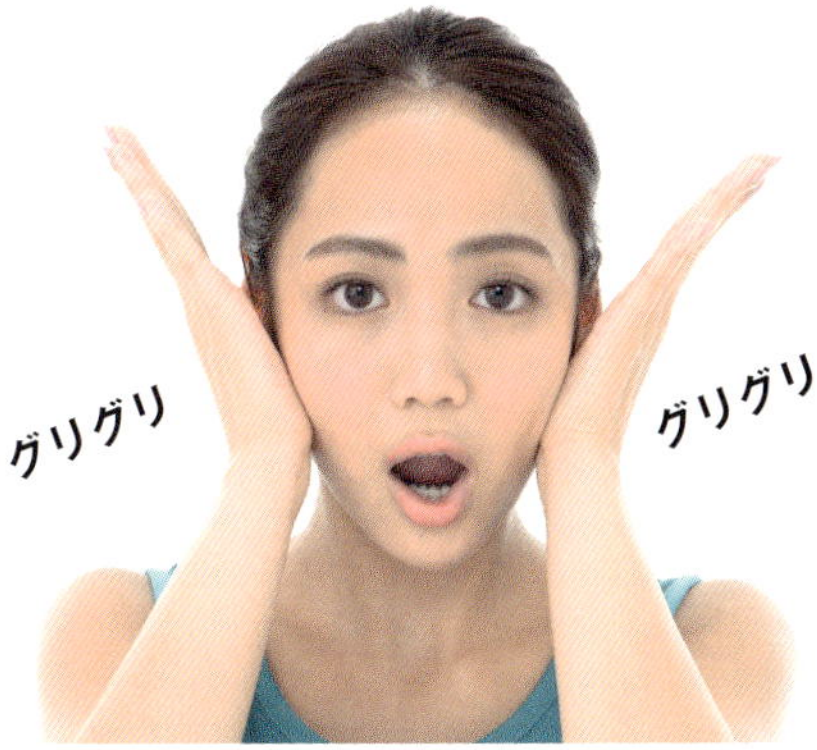

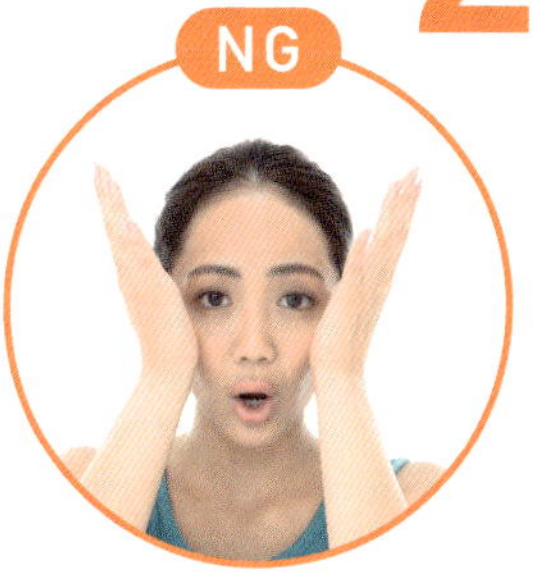

手の位置が
前すぎないように

頬を手でマッサージ

奥歯を強く噛んだときにふくらむ頬骨の下部分（右ページ下の写真の赤丸の箇所）に両方の手のひらをあて、軽く口を開け、軽く押し込みながら10秒間ほどグリグリ。1、2を3セット行います。

◀◀◀ POINT

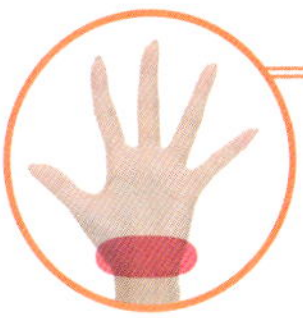

手のひら下側のかたい部分でマッサージ。

噛みトレ
3

欲しがりストレッチ

噛むために必要なあごの筋肉がつき噛む力アップ！

口を開けたり、閉じたりする口やあご周りの筋肉に加えて、飲み込むときに使うのど周りの筋肉まで、まとめて鍛えます。

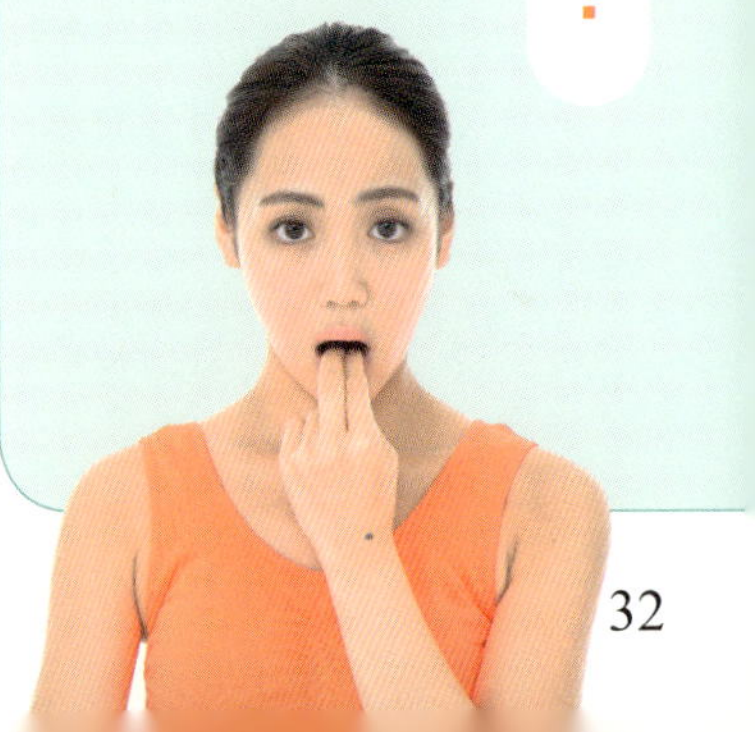

1

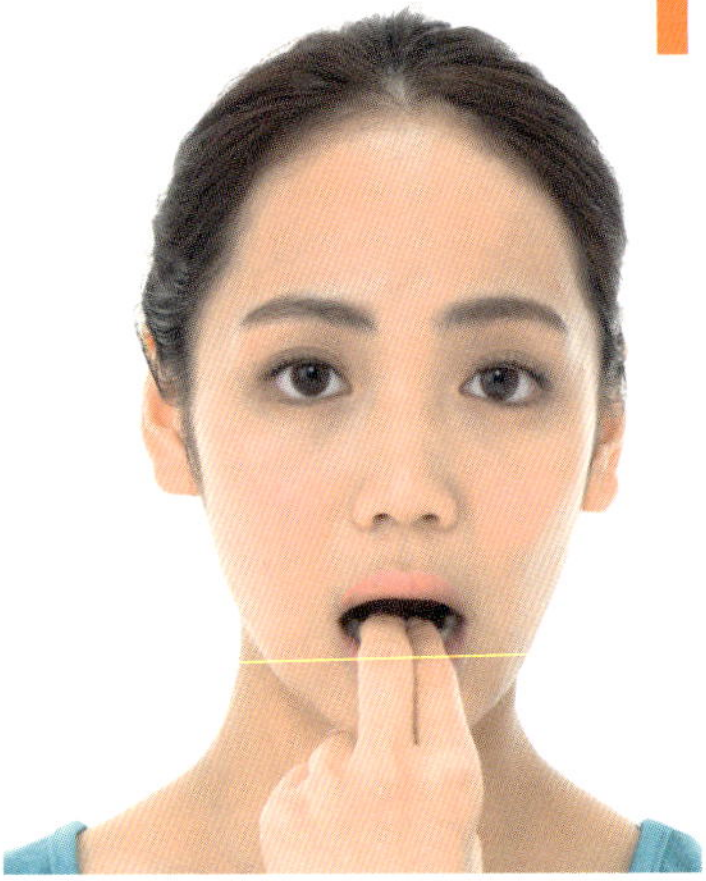

下前歯の裏に指をあてる

少し大きめに口を開け、人さし指と中指をそろえて第一関節くらいまで口の中に入れ、下の前歯の裏にあてます。このとき2本の指は、真ん中にくるように。左右の筋肉に均等に負荷をかけるためです。

POINT ▶▶▶

口は指が入るくらい開ければOK。口の中に入れる手は、右手でも、左手でも構いません。

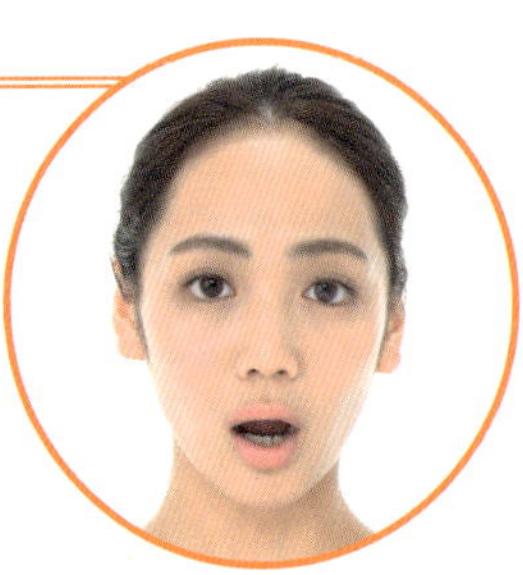

5秒×5回

2

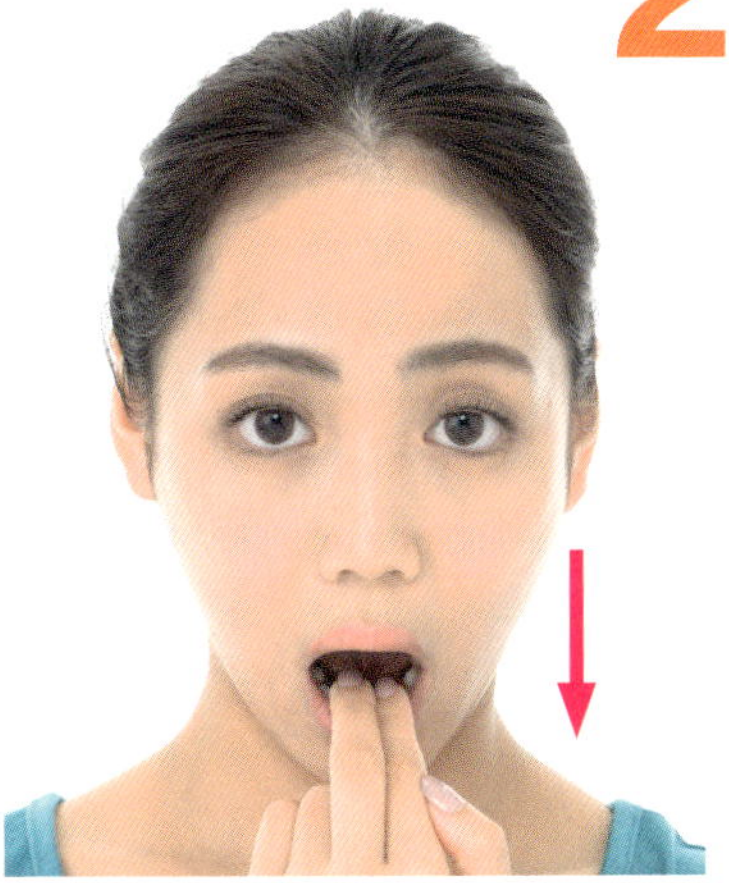

指であごを押し下げる

口の中に入れた2本の指で下あごを押し下げ、下あごに力を入れ5秒キープ。指と下あごの力を抜き、下あごを指で押し下げる前の位置に戻します。これを5回繰り返しましょう。下あごに力を入れると口を閉じようとするので、指に力を入れてしっかりおさえておきましょう。

指が痛いときなどは

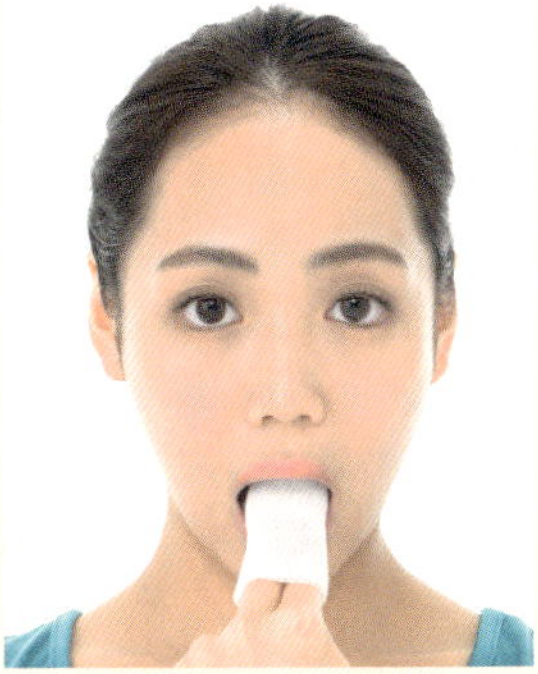

指が痛いときや口の中に手を入れることに抵抗がある人は、2本の指に薄いガーゼや布などを巻いて(下写真)行っても構いません。ガーゼを巻いても巻かなくてもストレッチ効果は変わりません。

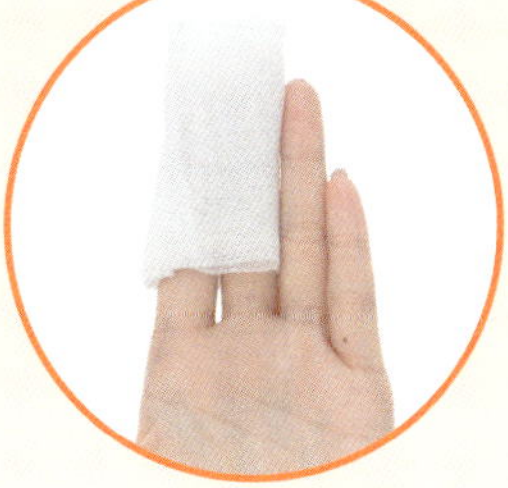

「噛みトレ」の効果が増す3つのポイント

1 お風呂の中やお風呂上がりに1日1回

口やあご周りの筋肉も、ほかの筋肉と同じように、温めると血行がよくなり動きやすい状態になります。1日1回の「噛みトレ」で最大限の効果を得るには、筋肉がほぐれるお風呂の中（ただし、ノボセないように注意）や、お風呂上がりがベストです。

2 まとめてでも、ひとつずつでもOK！ 続けることが最重要

お風呂やお風呂上がりに3種類の「噛みトレ」をまとめて行うのが理想ですが、忙しい人は1種類ずつ別の時間帯に行っても構いません。「噛みトレ」の効果を得るには、とにかく1日1回続けることです。

3 やればやるだけ効果あり。ただし、無理は禁物

「噛みトレ」は簡単なトレーニングなので、空き時間があればいつでもできます。1日1回が目標ですが、もちろん何回行っても構いません。やればやるだけ効果があります。ただし、無理だけはしないようにしてください。

⚠ 注意しましょう！

「噛みトレ」を実践中に痛みを感じたときは、すぐにトレーニングを中止ししてください。また、あごに痛みがある人や口の中に違和感がある人は、事前に医師に相談してからトレーニングをはじめるようにしましょう。

2週間で驚きの効果。体の変化に体験者びっくり！

「噛みトレ」効果はいかに？

5人の方に「噛みトレ」を2週間継続していただいたところ、体験者も驚く効果がありました。チェック項目は、最大開口、唾液量、反復嚥下《えんげ》、パタカテストの4項目。ほとんどが改善するという結果になったのです。

これは、口やあご周りの筋肉をいかに使っていなかったかということ。「噛みトレ」で意識して使うようになるだけで、口を開けたり、閉じたりする力、唾液を分泌する力、飲み込む力、そして滑舌《かつぜつ》などの口の機能が驚くほど改善します。

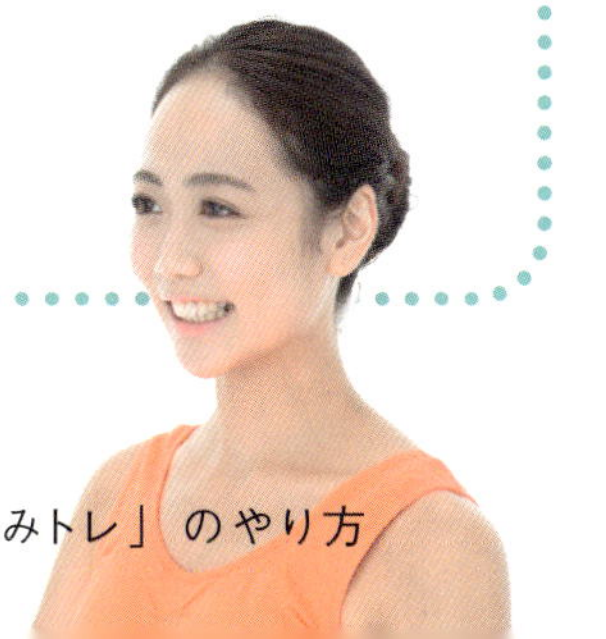

噛みトレ効果チェック4項目

1

筋肉のほぐれ具合をチェック

最大開口

口を最大限に開いてもらい、どれくらい口が開くかを計測。数値は、下の歯から上の歯まで。口やあご周りの筋肉がかたくなると、大きく開けることができなくなるだけでなく、痛みを感じるようにもなります。

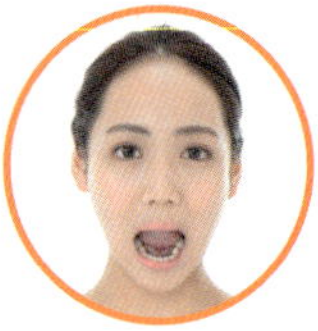

2

平常時の唾液量をチェック

唾液量

あらかじめ重量を測ってあるガーゼを2分間噛んでもらい、噛み終えたあとの重量差で唾液の分泌量を測りました。口周りの筋肉の動きがよくなると、唾液腺の刺激も大きくなるので唾液の分泌量が増えます。

3

飲み込む力をチェック

反復嚥下

のどに手をあて、30秒間で何回嚥下運動(飲み込み動作)ができるか測りました。のど周りの筋肉が衰えると、飲み込む力が弱くなります。誤嚥《ごえん》することが多くなる高齢者の場合、30秒で3回が目安とされています。

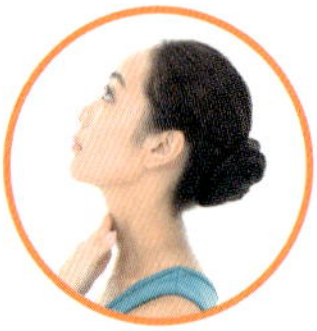

4

筋肉のほぐれ具合をチェック

パタカテスト

「パパパパパ……」「タタタタタ……」「カカカカカ……」と、「パ」「タ」「カ」をそれぞれ素早く発音してもらい、専用の機器で1秒間に何回発音できるかを測りました。口やあご周りの筋肉がかたくなると、滑舌も悪くなります。

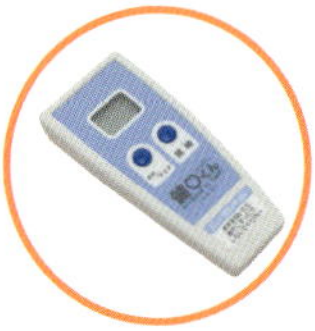

Case1

口の乾きもなくなり外れやすかったあごが改善

満利江さん（59歳・女性）

2カ月前にあごが外れてから、大きく口を開けたり、かたいものを食べたりするのがずっと怖かったんです。それが、噛みトレをしてから、自分でも**あご周りの筋肉がついてきたのが実感**できて、怖さがなくなりました。

また、唾液量が増えてて驚き。自分でも**口が以前よりも乾かなくなった**気がします。唾液がしっかり出ていることは、歯や歯ぐきだけでなく全身の健康にもつながるそうなので、これからも「噛みトレ」を続けようと思います

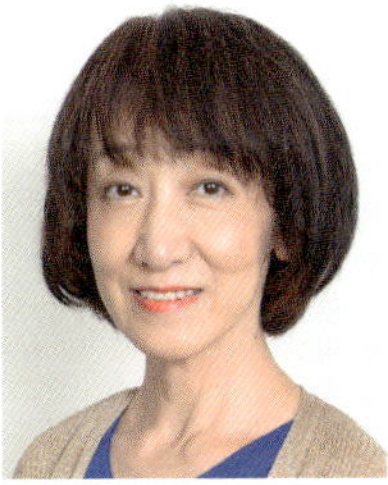

著者からひと言

「あごが外れる」と聞いたときは驚きましたが、筋肉がついたことで心配が少なくなり、安心しました。

1	筋肉のほぐれ具合をチェック **最大開口**	4.5cm ▶ 6.4cm		**+1.9cm**
2	平常時の唾液量をチェック **唾液量**	14.54g ▶ 15.57g		**+1.03g**
3	飲み込む力をチェック **反復嚥下**	8回 ▶ 10回		**+2回**
4	筋肉のほぐれ具合をチェック **パタカテスト**	パ 5.8 ▶ 7.0	タ 5.8 ▶ 7.4	カ 5.8 ▶ 7.0

Case2

唾液量が大幅アップ！目にもいい影響が！

武内幸久さん（62歳・男性）

「噛みトレ」のいいところは、時間が空いたら、いつでもできるところです。特に私のお気に入りは、「1、2の3ストレッチ」。顔だけの動きなので、車を運転しているときなど**すき間時間でもできてしまう**のがいいですね。

明らかに口が開きやすくなりましたし、自分では実感がなかったのですが、唾液量もこんなに増えていて驚きました。

また、**口周りだけでなく、目の周りの筋肉もほぐれたのか、目がよく見えるようになった**気がします。

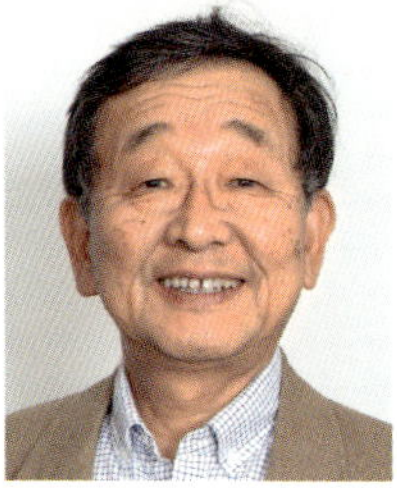

著者からひと言

1日1回でも十分ですが、こまめにやれば効果も出やすいので、今後もぜひ続けてください。

1	筋肉のほぐれ具合をチェック **最大開口**	6cm ▶ 6.1cm		＋0.1cm
2	平常時の唾液量をチェック **唾液量**	13.13g ▶ 18.11g		＋4.98g
3	飲み込む力をチェック **反復嚥下**	5回 ▶ 8回		＋3回
4	筋肉のほぐれ具合をチェック **パタカテスト**	パ 5.4 ▶ 6.6	タ 6.4 ▶ 6.4	カ 6.0 ▶ 6.4

Case3

あごの痛みが解消し、口が縦に開きやすくなった

島貫孝子さん（53歳・女性）

今思えば、「噛みトレ」をはじめる前は、口周りの筋肉はガチガチにかたくなっていたのだと思います。大きく口を開けると、あごに少し痛みを感じていました。それが、2週間続けると**あごの痛みが消えた**んです。

口も開くようにもなりましたし、明らかに筋肉がほぐれたのだと実感しています。

これなら、口を気にすることなく、おいしいものをいろいろ食べられそうですね。

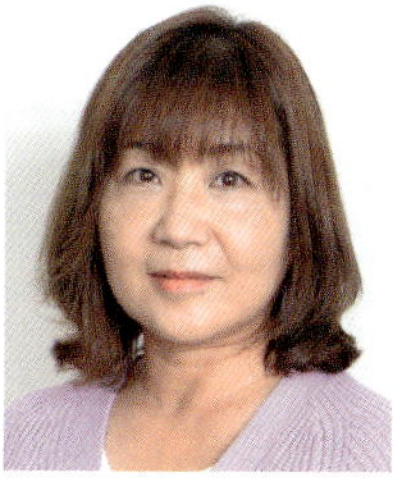

著者からひと言

少し口の開きが小さいかなと思っていましたが、やはり口やあご周りの筋肉がこっていたんですね。

	項目	前	後	変化
1	筋肉のほぐれ具合をチェック 最大開口	4.5cm	5.7cm	+1.2cm
2	平常時の唾液量をチェック 唾液量	14.29g	14.77g	+0.48g
3	飲み込む力をチェック 反復嚥下	8回	8回	±0回
4	筋肉のほぐれ具合をチェック パタカテスト	パ 6.0 ▶ 6.8	タ 7.4 ▶ 7.4	カ 7.2 ▶ 7.2

Case4

頭痛と肩こりがかなりらくになった

大森美穂さん（42歳・女性）

「噛みトレ」をはじめて1週間過ぎたあたりから、それまで悩まされていた頭痛や肩こりがずいぶんらくになりました。それに、噛み合わせがよくなり、**おせんべいなど、かたいものが食べやすくなりました。**

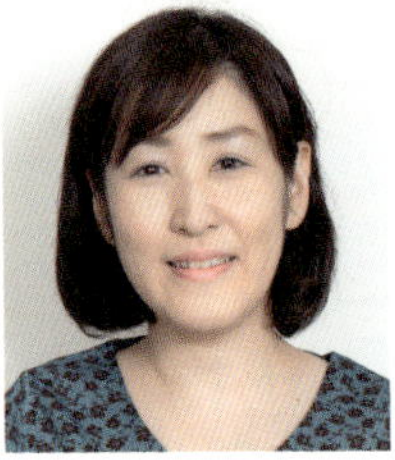

① 最大開口 **+2.8cm**

② 唾液量 **+0.57g**

③ 反復嚥下 **+3回**

④ パタカテスト

パ **+0.6**

タ **+2.2**

カ **+1.0**

Case5

かたいものを食べて頬がつらなくなった

小池有貴子さん（48歳・女性）

頬がつるのが嫌でかたいものを避けていたのですが、「噛みトレ」をはじめてから10日ほどして食べてみると、つらなかったんです。はじめて2週間で、**口やあご周りに筋肉がついてきた**ような気がしています。

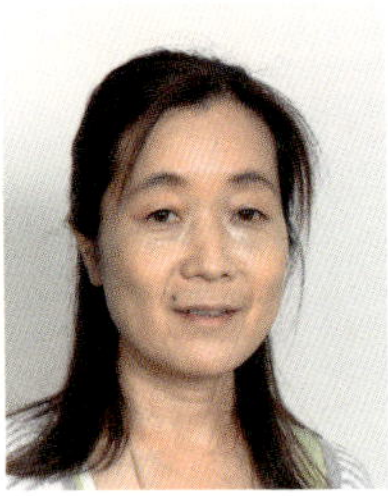

① 最大開口 **+0.6cm**

② 唾液量 **+1.32g**

③ 反復嚥下 **+2回**

④ パタカテスト

パ **+1.6**

タ **+1.8**

カ **+1.4**

第2章

「噛みトレ」が歯と歯ぐきを強くし、病気を遠ざける理由

「噛みトレ」を私がおすすめするのはなぜかをお話しします。

「唾液力」「咀嚼力」「飲み込み力」加齢とともに衰える3つの力

「噛《か》みトレ」がなぜ、健康で長生きするために必要なのか。

それは、主に「唾液《だえき》力」、「咀嚼《そしゃく》力」「飲み込み力」の3つの力を鍛えるからです。

健康のためには、栄養のある食べものをとることが大事といわれていますが、ただ食べるだけでなく、食べたものを栄養としてしっかり吸収する口の機能も必要です。

そこで大切になるのが、「唾液力」「咀嚼力」「飲み込み力」です。


「唾液力」は、十分な唾液量を分泌する力です。

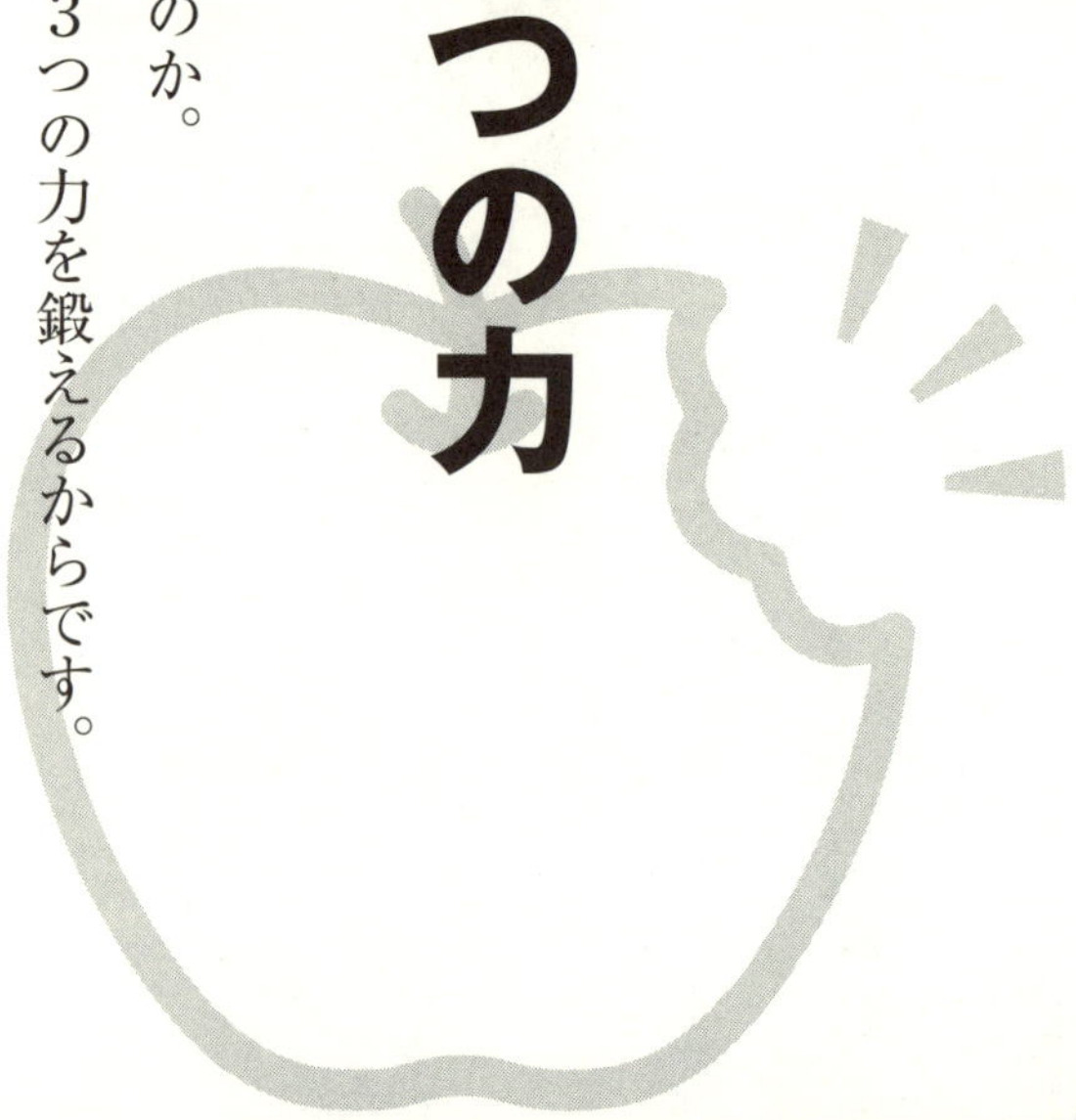

唾液は、口に入ってきた食べものを消化しやすいようにするだけでなく、口の中に入ってきた細菌を殺菌したり、口の中をきれいにしたり、口の健康を守るために不可欠なものです。

特に、歯周病予防に唾液は、とても大切です。

歯周病を予防することが、歯と歯ぐきを強くすることにつながり、それは、食べものを栄養としてしっかり吸収するためにも重要になってきます。

もちろん歯みがきを丁寧にすることも大切ですが、唾液がたっぷり出る体にすることが、歯周病から守ることにつながります。

「咀嚼力」は、歯で食べものを噛み砕く力です。

それだけでなく、細かく砕いた食べものを唾液と混ぜ合わせ、胃で消化しやすいかたまりにするまでを、「咀嚼する」といいます。

もし、咀嚼力が低下している場合は、ふだんの食事のときに「何だか噛みにくいなあ」と思うことがあるはずです。

さらにいえば、咀嚼すると、脳内の血流が増え、神経活動が活発になります。

この力が弱まると脳の血流が減ってしまうのです。

それが、認知症などの原因になります。


「飲み込み力」は、食べものを食道に運ぶ力です。

難しい言葉を使うと、「嚥下《えんげ》」といいます。

みなさんは、ご飯を食べているときや、飲みものを飲んでいるときにむせたことはありませんか。

それは、食道に入るはずの食べものや飲みものが、間違って気管に入ったときの生理的な反応です。

通常は、食べものや飲みものを飲み込むときは、喉頭《こうとう》付近の筋肉がのどを2~3センチせり上げて、気管にふたをするので、むせることはありません。

つまり、むせるということは「飲み込み力」が衰えている可能性があるということです。

唾液力、咀嚼力、飲み込み力、この3つの力は、維持する努力をしていなければ加齢とともにどんどん衰えます。

しかし、みなさんはこう思っているはずです。

「普通にご飯は食べているし、飲み込める。口の中は多少渇きやすくなったかもしれないけれど、唾液が出ないということはない」

もしかしたら、今のところ、日常生活には困っていないかもしれませんが、実は**衰えていることに気づいていないだけ**なのです。

そして、高齢になると、その衰えが「歯がなくなった」「食べられない」といった具合に、実感してくるのです。

唾液を分泌したり、咀嚼したり、飲み込んだりする動作をつくるのは、口やあご周りにある筋肉です。

足や腕の筋肉と同じように、口やあご周りの筋肉も使わなければ細くなるし、かたくなります。

口やあご周りの筋肉を使う機会を考えてみると、食べるか、話すか、ときどき歌うかくらいではないでしょうか。

欧米人と比べると感情表現が苦手な日本人は、オーバーアクションで笑うことも、喜んだりすることも少ないと思います。

さらに、最近の日本人の食生活を見てください。口の中でとろけるような料理ばかり。ほとんど噛む必要がなくなっています。

口やあご周りの筋肉を使うことが少なくなれば、衰えるのは当たり前です。そうなれば、唾液力も、咀嚼力も、飲み込み力も衰えます。

そして気づいたら、体全体が衰えていく初期段階といわれる「オーラルフレイル」という、口の機能（口腔機能）全般が衰えている状態になってしまうのです。

3つの力が低下すると「死亡」と「要介護」のリスクが2倍に！

東京大学高齢社会総合研究機構の研究によると、オーラルフレイル（口腔機能の低下＝噛みにくくなったり、飲み込みにくくなったりすること）になると、4年後の要介護や死亡リスクが、健康な人の2倍以上に高まるといわれています。

なぜなら、オーラルフレイルが老化のはじまりであり、その状態のままにしていると、低栄養状態になったり、筋肉量が減少する「サルコペニア」のリスクを高めたり、全身の機能がどんどん衰えていくからです。

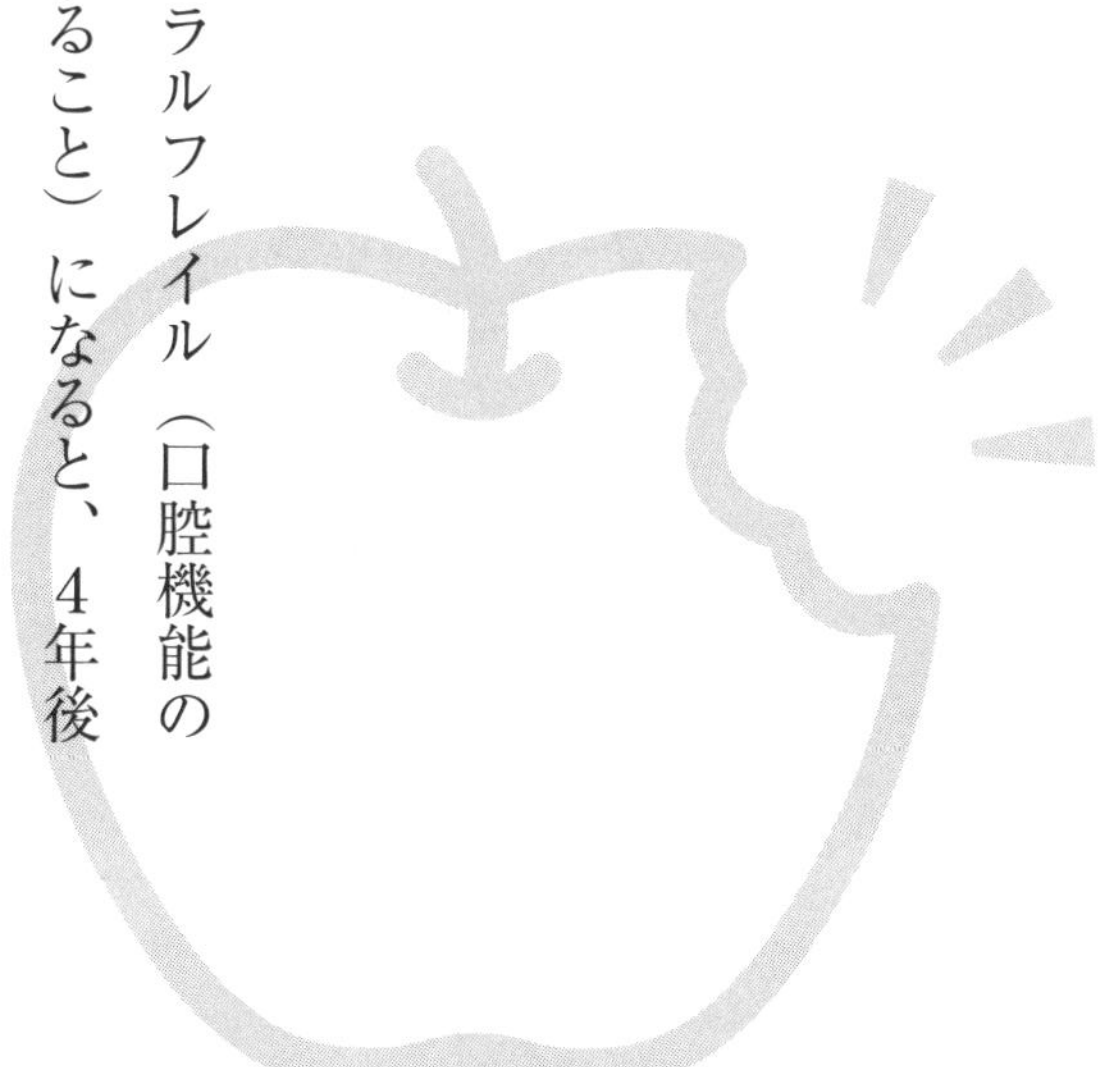

では、日常的に、老化と病気を防ぐためにできることは、何でしょうか。

それは、食事で栄養をとることです。

そして、オーラルフレイルで最も怖いのが、食事で栄養をとれなくなってしまうことです。


栄養を効率よく吸収するためには、口の中から唾液がよく出ることと、よく噛むことが大切です。

小さいころ「よく噛みなさい」「早食いは体に悪い」といわれていたのも、そのせいです。


オーラルフレイルとは、唾液の分泌やよく噛むといった口腔機能が衰えることでもあります。

噛んでいるつもりでも、早食いしているつもりがなくても、うまく噛めなくなり、唾液が出なくなり、栄養が吸収できなくなる。

●本書へのご意見・ご感想をお聞かせください。

ご協力ありがとうございました

郵便はがき

切手を
お貼りください

105-0003

（受取人）
東京都港区西新橋2-23-1
3東洋海事ビル
（株）アスコム

歯と歯ぐきを強くする
噛みトレ

読者　係

本書をお買いあげ頂き、誠にありがとうございました。お手数ですが、今後の出版の参考のため各項目にご記入のうえ、弊社までご返送ください。

お名前	男・女	才
ご住所　〒		
Tel	E-mail	
この本の満足度は何％ですか？		％

今後、著者や新刊に関する情報、新企画へのアンケート、セミナーのご案内などを郵送または eメールにて送付させていただいてもよろしいでしょうか？
□はい　□いいえ

返送いただいた方の中から**抽選で5名**の方に
図書カード5000円分をプレゼントさせていただきます。

当選の発表はプレゼント商品の発送をもって代えさせていただきます。

ご記入いただいた個人情報はプレゼントの発送以外に利用することはありません。

本書へのご意見・ご感想およびその要旨に関しては、本書の広告などに文面を掲載させていただく場合がございます。

そのため、オーラルフレイルが進むと、全身の老化が進み、さらにいえば、病気になりやすくなっていくのです。

ただし、オーラルフレイルは病気ではありません。

口腔機能が衰えてきているという状態です。

衰えているものは、鍛えれば、復活します。

ポジティブにとらえるなら、**自分の努力次第で状況は変えられる、要介護や死亡リスクは減らせる**ということです。

そのために着目するのが、「唾液力」「咀嚼力」「飲み込み力」です。

この3つの力を取り戻すことができれば、栄養の吸収がよくなり、オーラルフレイルからくるあらゆる老化を避けられるだけでなく、重篤《じゅうとく》な病気にかかりにくくなったり、認知症にもかからなくなったりと、若くて健康な体を維持するために必要なさまざまなよいことが体にもたらされるのです。

「噛みトレ」で口やあご周りの筋肉をストレッチ！3つの力を取り戻す

口やあご周りの筋肉をもっと動ける状態にして、「唾液力」「咀嚼力」「飲み込み力」という3つの力を取り戻す。

それが、本書で紹介する「噛みトレ」の目的です。

口やあご周りの筋肉の衰えを自覚できない私たちですが、加齢とともに確実に筋肉のコンディションは悪くなっています。

はじめにの13ページのチェックをぜひ試してください。

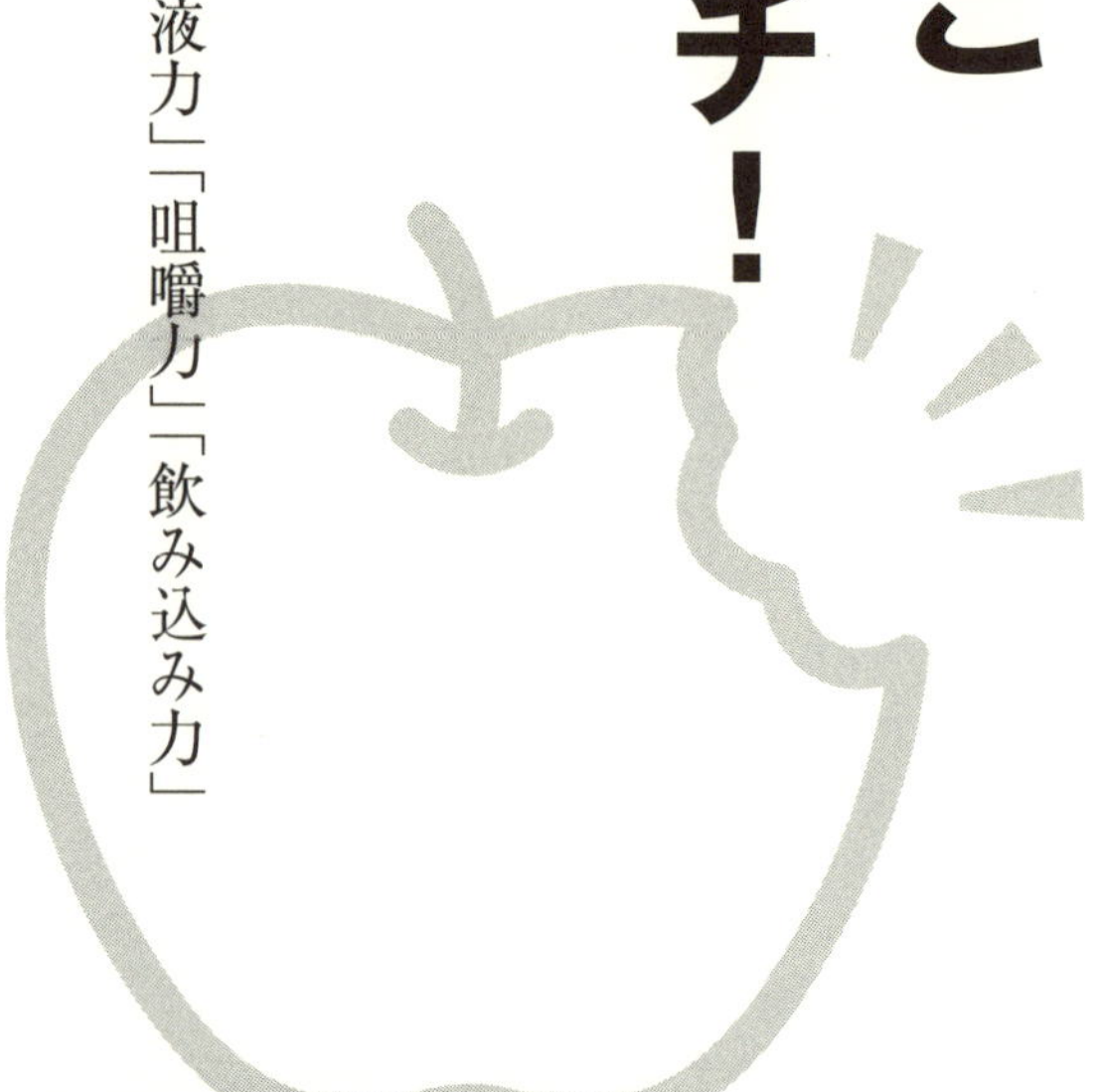

ほとんどの人が痛みを感じたはずです。

なかには軽く押しただけでも痛みを感じた人がいるかもしれません。

痛くて当然です。

筋肉は使っていないとかたくなるので、口を大きく開けたり閉じたりするトレーニングをしていない限り、押した場所がこっているのは当たり前。

そのこりが、唾液力、咀嚼力、飲み込み力が低下している証であり、原因でもあります。

そして、そのこりをほぐし、3つの力を取り戻すのが「噛みトレ」。

第1章で説明したように、3つのトレーニングです。

ひとつは、あごの下から首にかけての筋肉とあごの関節をほぐして、唾液腺《だえきせん》を刺激する「1、2の3ストレッチ」、2つ目は、側頭筋《そくとうきん》と咬筋《こうきん》などの噛むための筋肉をゆるめる「ムンクの叫びストレッチ」、そして最後が、あごに加えてのど周りの筋肉もほぐして鍛える「欲しがりストレッチ」になります。

なぜ、簡単な「噛みトレ」で、3つの力を取り戻せるのか？

「噛みトレ」は、できるだけ簡単に、効率的に、衰えた3つの力を取り戻せるように考えられたトレーニングです。ここでは、具体的にどこの筋肉をほぐしたり鍛えたりしているのか、なぜ、「噛みトレ」がいいのかを解説します。

口には、唾液の出やすいポイントが3カ所あります。

耳の前から下にかけての「耳下腺《じかせん》」、あごの下にある「顎下腺《がっかせん》」、舌の裏側にある「舌下腺《ぜっかせん》」。唾液量全体の95％が、この耳下腺、顎下腺、舌下腺でつくられ、管を通して口の中に届けられます。

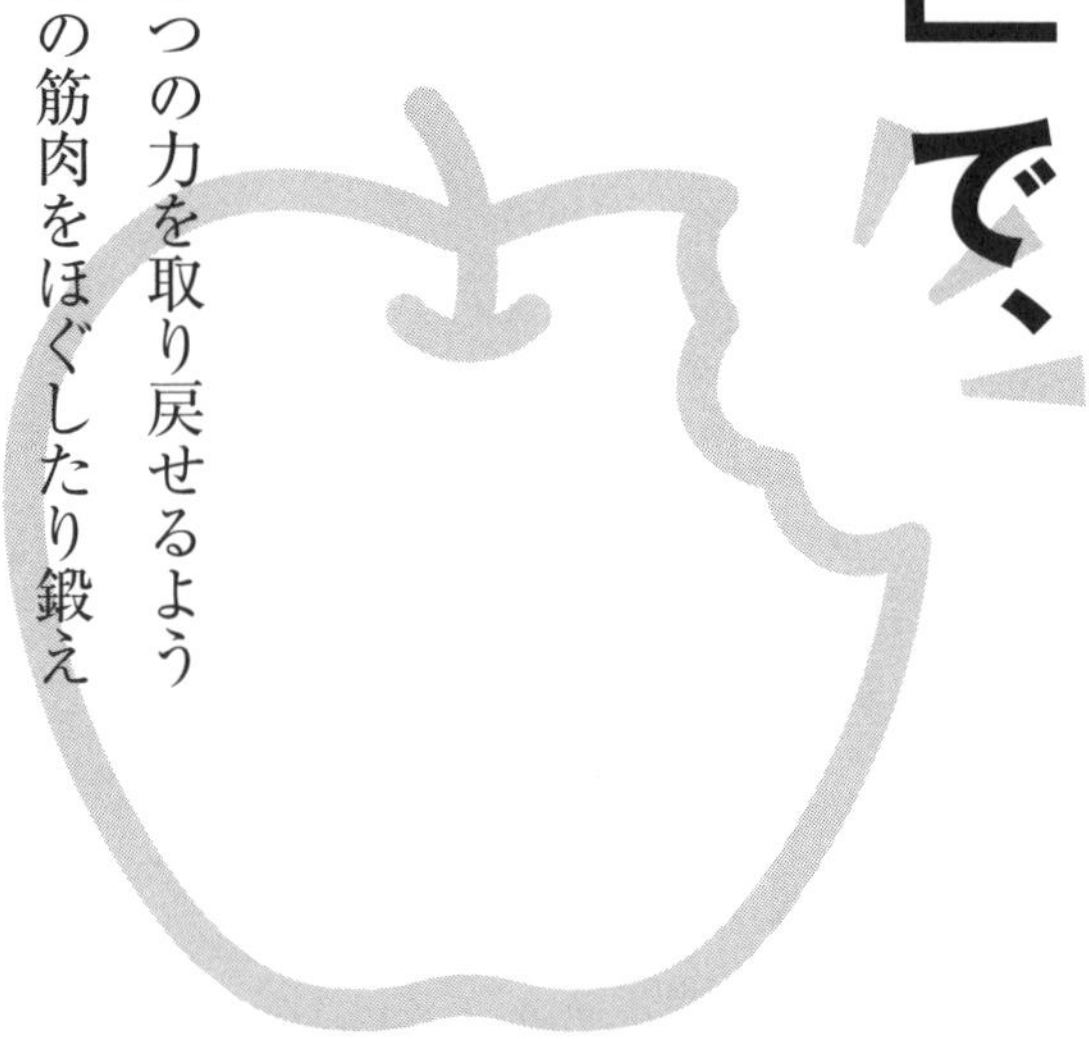

唾液力が低下し、唾液量が減るのは、この唾液腺に対する刺激が少なくなるからです。

唾液腺を刺激するのは、口を開けたり、閉じたりするときの筋肉。要するに、食べものを噛み砕く咀嚼にも使われる口やあご周りの筋肉です。

口を開けたり閉じたりするときに使う主な筋肉は5つです。

ひとつ目は、側頭筋。奥歯を強く噛みしめたときに、こめかみあたりがぷくりとふくらみますが、それが側頭筋。手のひらをあててみるとすぐにわかります。

2つ目が、咬筋。同じように、奥歯を噛みしめると頬骨の下あたりがふくらみます。それが咬筋です。

3つ目と4つ目は、その咬筋の裏側にある筋肉で、下にあるのが内側翼突筋《よくとつきん》で、上にあるのが外側翼突筋です。

内側翼突筋と外側翼突筋は、口の内側にある筋肉なので外から確認することはできません。

５つ目は、舌骨上筋群《ぜっこつじょうきんぐん》。のどぼとけの上にある舌骨周囲の筋肉です。

この５つの筋肉を、口を開けたり、閉じたりするときに使い分けます。

口を開けるときには、舌骨上筋群と外側翼突筋の下側部分。口を閉じるときには、側頭筋、咬筋、内側翼突筋、そして外側翼突筋の上側部分。閉じるときのほうが使われる筋肉が多いのは、咀嚼するためにパワーが必要だからです。

咀嚼してかたまりになった食べものを飲み込むとき（嚥下）は、舌骨上筋群に加えて、舌骨下筋群《ぜっこつかきんぐん》も使います。

これら６つの筋肉は首や肩につながる筋肉なので、口やあご、そしてのど周りの筋肉がかたくなって動きが悪くなると、首や肩の筋肉にまで影響をおよぼすのです。

実際、口やあご、のど周りの筋肉のこりが、首こりや肩こりにつながります。

「噛みトレ」でターゲットにするのは、ここまであげた６つの筋肉です。

その筋肉を、ほぐして動ける状態にし、筋肉をやわらかくしながら唾液腺を刺激するトレーニングなのです。

「噛みトレ」で元気にする6つの筋肉

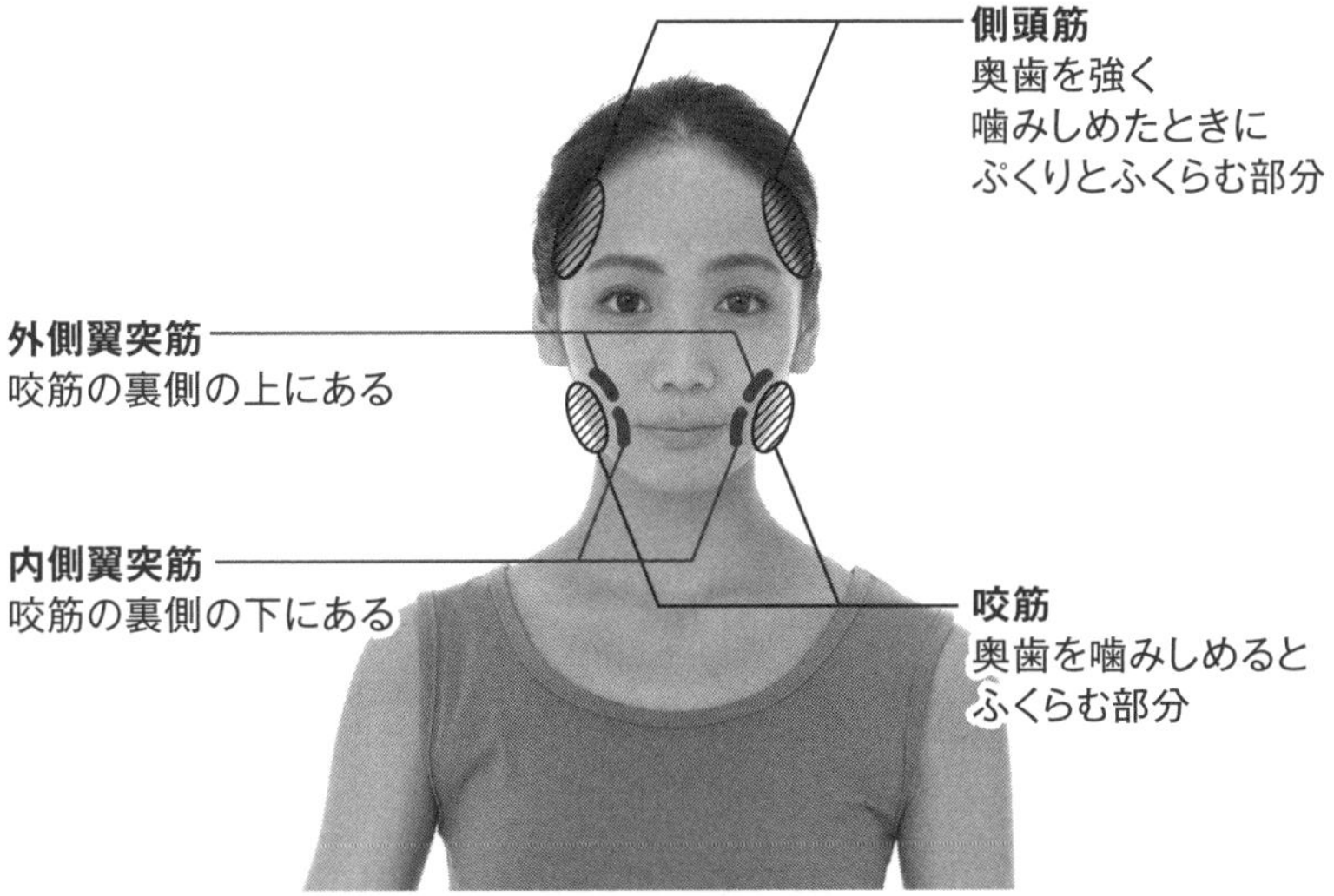

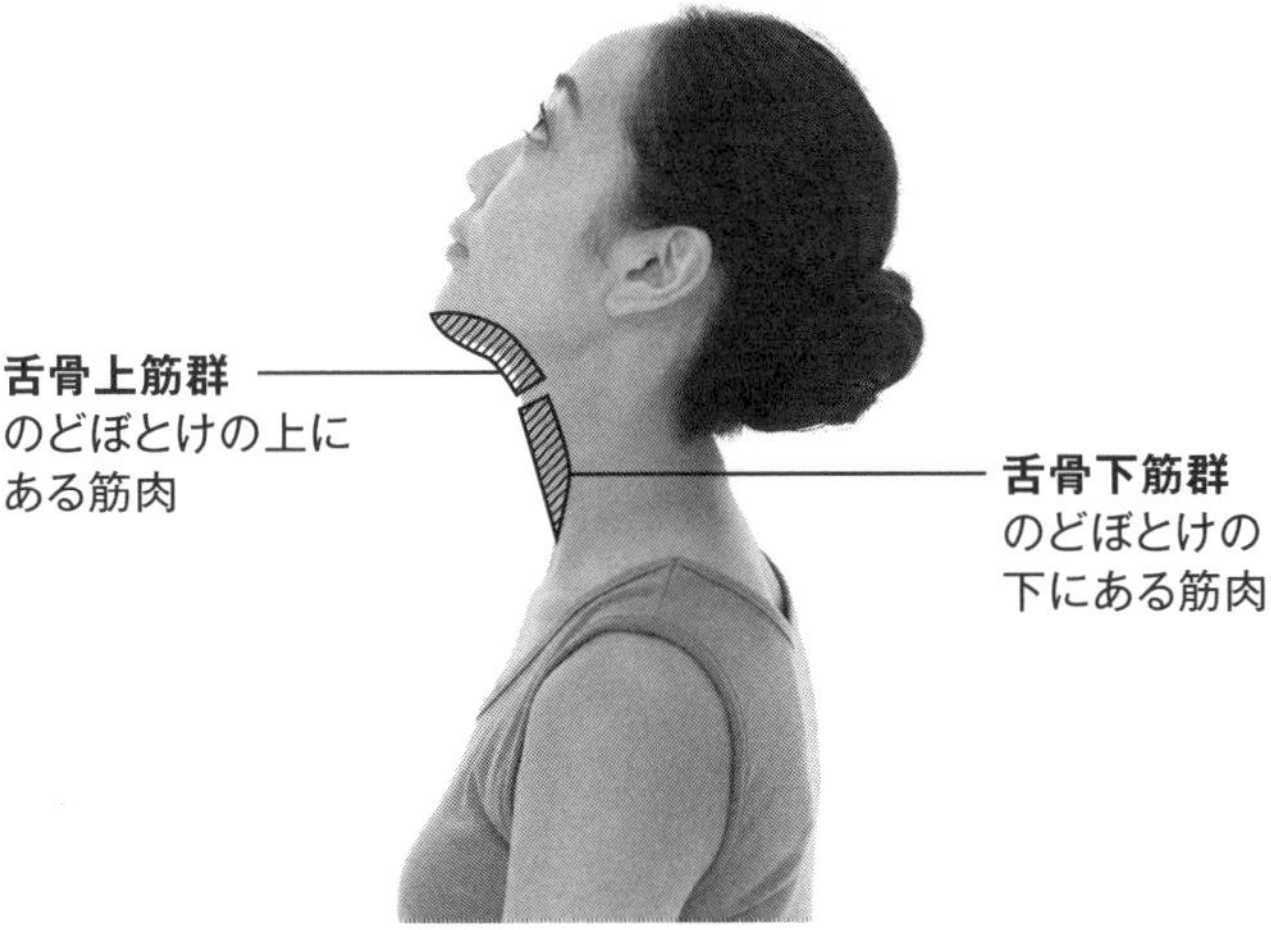

唾液たっぷりの口が、歯と歯ぐきを丈夫に保つ

では、ここからは、「唾液力」「咀嚼力」「飲み込み力」で主にどのような効果が得られるのか、代表的なものを見ていこうと思います。

まずは、唾液力です。

歯や歯ぐきを衰えさせ、ボロボロにして、食事の楽しみを私たちから奪う。その主な**原因となるのが歯周病**です。

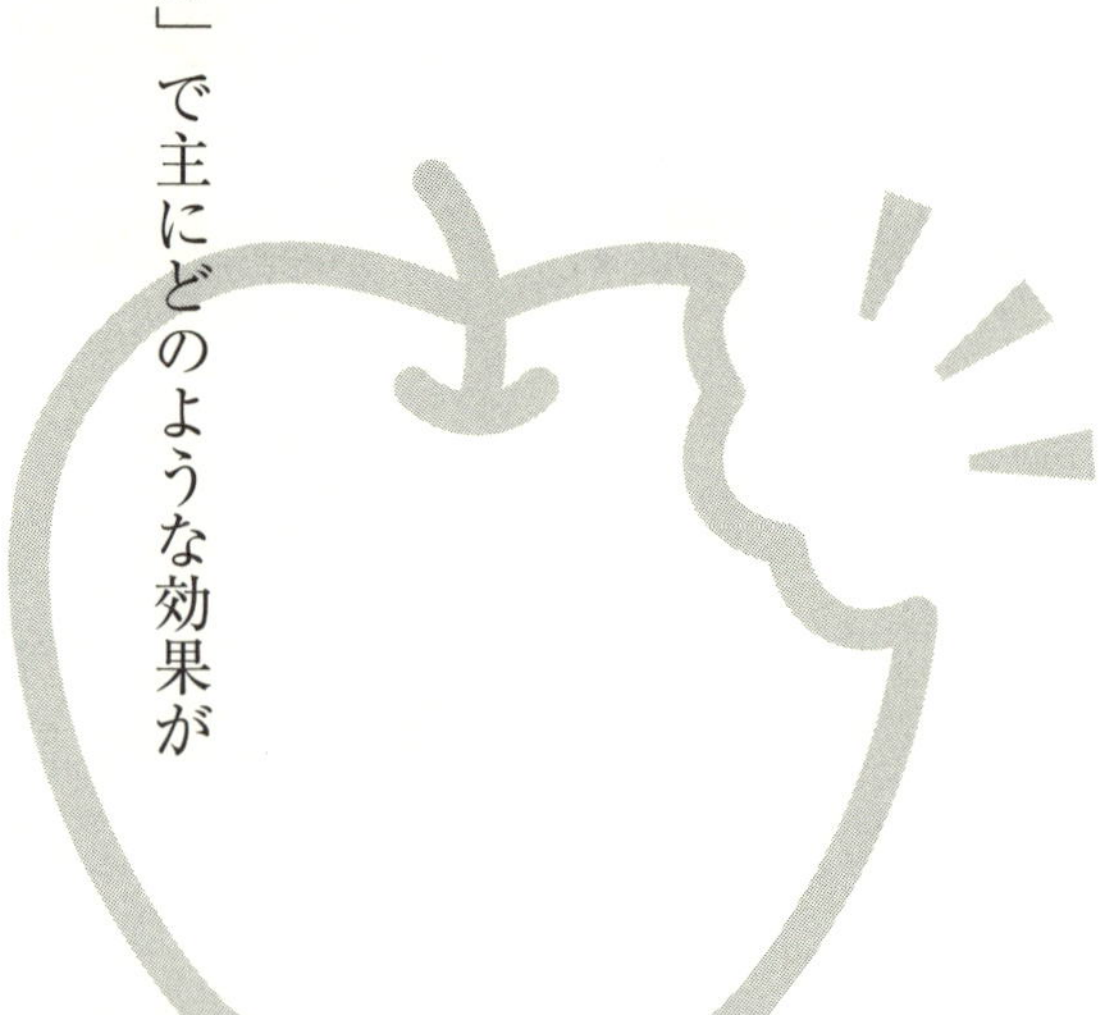

歯の喪失の37・1％が歯周病で、29・2％が虫歯です。

そして、**歯周病と虫歯、この2つから歯と歯ぐきを守るのが唾液**です。

歯周病は、細菌の感染によって引き起こされるものです。

歯と歯の境目に、清掃が行き届かなくなると、歯垢《しこう》がたまり、そこに多くの細菌がたまります。

そして、その細菌が悪さをして、歯肉のへりが炎症を起こして赤くなったり、はれたりします。

さらに、それが進行すると、歯と歯肉の境目が深くなり、歯を支える歯ぐきがとけて、歯が動くようになり、最後には歯が抜けてしまうのです。

やっかいなのが、歯周病は、進行している最中は、痛みなどが伴わないということです。

痛みが伴わないからこそ、歯周病は静かに進んでいき、気がつけば、手遅れの状態というケースが多く見受けられます。

日本人の8割、60歳以上のほとんどが歯周病にかかっていると考えてもらって構いません。

ですから、普段から丁寧にブラッシングをして、歯垢を取り除いて、歯をきれいにするというのは、非常に大切なことなのです。

しかし、そうはいっても、なかなか、すべての歯垢を取り除くのは困難です。

そこで必要なのが、歯垢を除去する強力な殺菌作用を含む唾液の力。

唾液の力で、歯周病と虫歯を予防することが必要になります。

つまり、歯と歯ぐきをいつまでも元気にしたいなら、「噛みトレ」で、唾液がたっぷり出る口を保つことが大切なのです。

静かに進行するこわーい歯周病

1

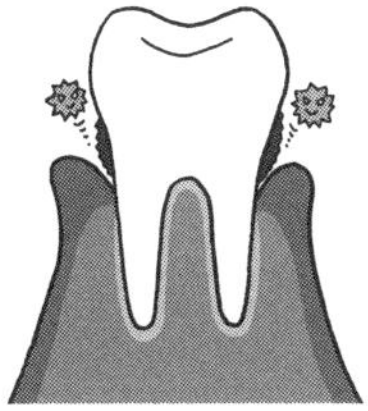

歯垢がたまる

歯の手入れがおろそかになると、歯と歯の境目にたくさんのばい菌がたまるようになります。

2

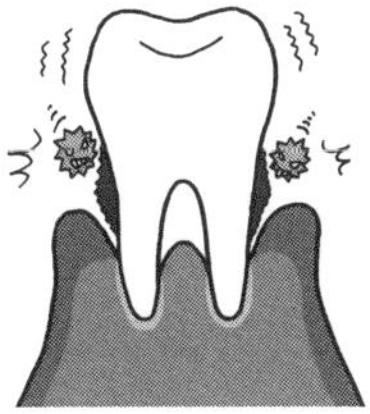

炎症を起こす

ばい菌が悪さをするようになると、歯肉に炎症が起こり、赤くなったり、はれたりします。

3

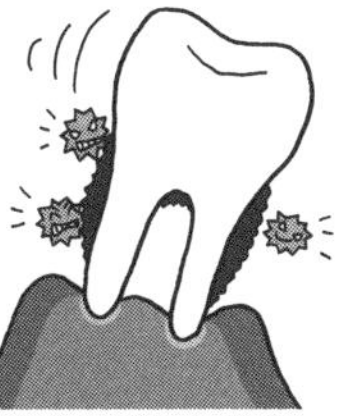

歯が抜ける

歯を支える歯ぐきが溶けて、歯がぐらぐらと動くようになると、最悪、歯が抜けてしまいます。

「唾液力」で心筋梗塞、脳卒中、糖尿病などの原因「歯周病菌」を防ぐ

唾液は、虫歯や歯周病を防ぐだけではありません。

心筋梗塞《しんきんこうそく》、脳卒中、糖尿病といった病気も予防します。

なぜなら、この病気に共通するキーワードも、歯周病菌だからです。

心筋梗塞や狭心症《きょうしんしょう》は、心筋に血液を送る血管が狭くなったり、ふさがったりして血液供給ができなくなり、死に至ることもある病気です。

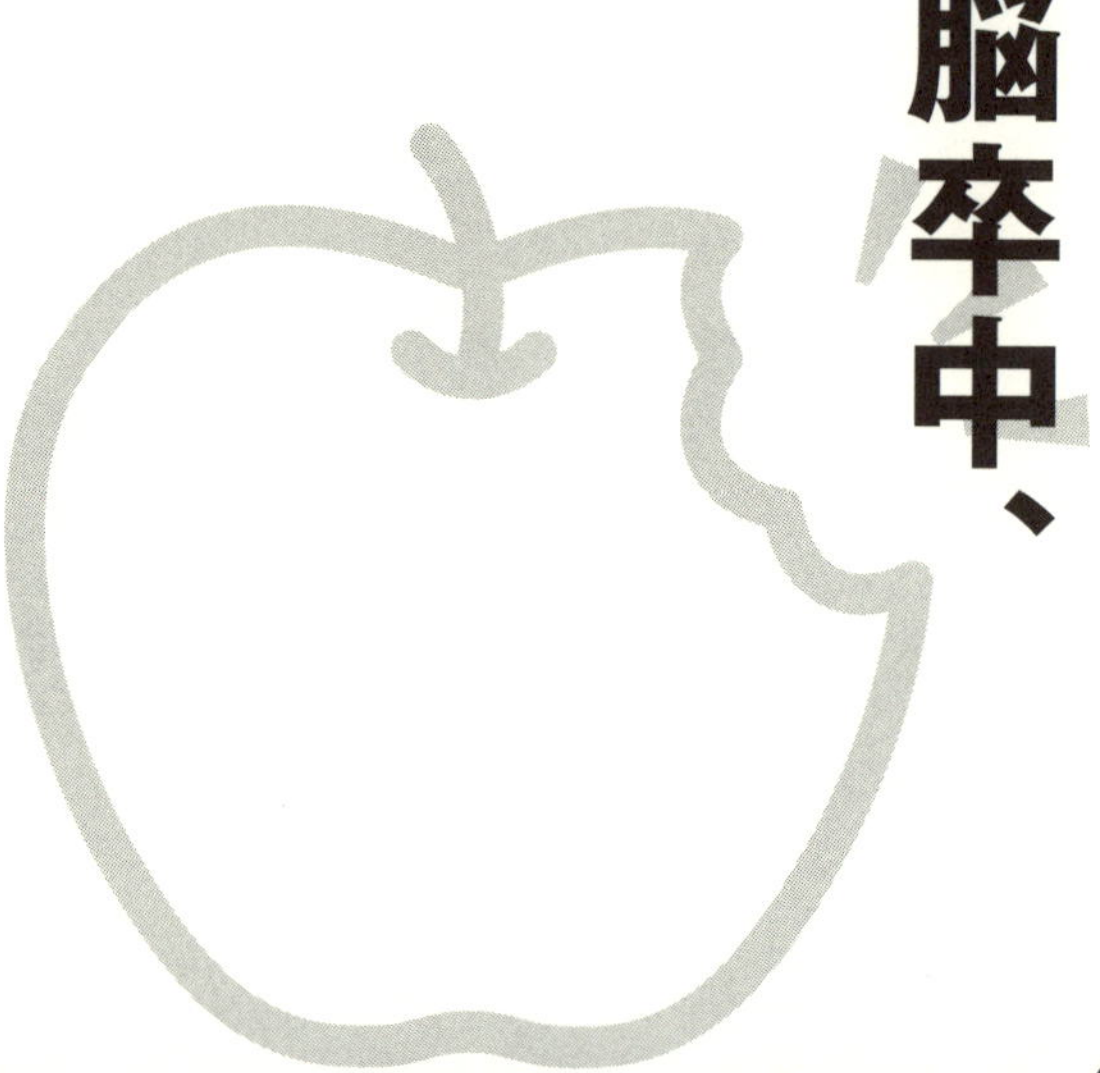

その直接的な原因となる動脈硬化は、これまで不適切な食生活や運動不足、ストレスなど生活習慣が要因と考えられてきました。

しかし、歯周病菌も原因のひとつだと考えられるようになってきています。

歯周病菌など口の中の細菌が毛細血管を通って全身に流れ込み、血管の壁にコブをつくって動脈硬化を引き起こすというのです。

日本臨床歯周病学会は、**歯周病の人はそうではない人の2・8倍の確率で脳梗塞になりやすい**と発表しています。

また、フィンランドで脳内の動脈りゅうが破裂した部分を調べたところ、歯周病菌をはじめ、さまざまな口の中の細菌が検出されたといいます。

糖尿病には、歯周病と双方向の関係があるといわれています。

東京医科歯科大学の研究チームが、糖尿病と歯周病の両方を持つ患者グループに歯周病の治療だけをしたところ、見事に糖尿病が改善しました。

逆に、糖尿病の治療だけをすると、今度は歯周病が改善したそうです。

以前は、糖尿病の合併症として歯周病の発症が考えられていましたが、最近は、**体内に入り込んだ歯周病菌が血糖値を下げるインスリンのはたらきを邪魔している**ということもわかってきています。

歯周病だけでなく、いろいろな病気の原因になる歯周病菌。口の中で繁殖させてしまわなければ全身疾患につながることはありません。

抑えられない原因のひとつは、唾液力が低下しているからです。

唾液にはさまざまな役割がありますが、前述したように、抗菌作用もそのひとつ。唾液に含まれるラクトフェリンは、怖い歯周病菌の毒素を全身にまわる前に不活性化します。

同じく唾液に含まれるリゾチームは、口の中のばい菌を死滅させたり、白血球のはたらきを高めたり、炎症が起きた組織の修復を促す作用があります。

ですから、免疫力を高め、風邪などの予防にもつながるのです。つまり、十分に唾液を分泌すれば、さまざまな病気を予防できる可能性があるのです。

「咀嚼力」不足だと、食べても栄養不足!? 歩行困難、認知症、体はみるみる衰える

口の中に入ってきた食べものは、何度もよく噛んで、唾液と混ぜながら細かくなればなるほど胃での消化作業がらくになり、腸で行われる栄養の吸収もスムーズになります。

逆に、よく噛まずに飲み込むような食べ方をすると胃腸に負担をかけ、消化・吸収作業に必要以上にエネルギーを使ってしまいます。

それだけでなく、前述したように、消化できないことで、**食べものに含まれている栄養素を十分に吸収できなくなります**。

そして、よく噛めなくなると、結果的に肉などのかたいものを避けるようになります。

栄養素の吸収力が弱まっているうえに、肉を食べることが少なくなるので、筋肉をつくるのに不可欠なたんぱく質の摂取量が不足しがちになります。

つまり、たんぱく質がないので、筋肉量が維持できなくなり、筋肉は衰えていく。

そして、筋肉が衰えれば動くこともおっくうになり、歩くことさえままならなくなります。

よく噛めなくなるだけで、寝たきり生活がどんどん近づいてくるのです。

歩くことは、脳を活性化させ、逆に、寝たきりになると、認知症になりやすいともいわれています。

そもそも歩行困難にいたらなくても、咀嚼力の低下は脳にも影響をおよぼします。

よく噛むと脳の血流がよくなり、前頭前野《ぜんとうぜんや》という部分を刺激します。

前頭前野は、創造性や意欲、理性などをつかさどる場所で、活発になることで人間らしく生きられるといわれています。

前頭前野が活性化しないと、ちょっとしたことを我慢できずにキレたり、やる気をなくしたり、引きこもったりするようになるといいます。

さらに、よく噛むと、脳の海馬《かいば》という部分も活性化します。

海馬は記憶の入口であり、司令塔といえる部分です。新しい情報は、まずこの海馬に保管され、その後、必要だと判断されたものは大脳皮質《だいのうひしつ》に移送されます。

年齢を重ねると記憶力が低下するのは、海馬の衰えが原因のひとつ。

ある研究によると、**よく噛むことで海馬を刺激すれば、記憶力がアップする**という実験結果が出ています。

歩行困難に認知症といった、幸せな老後を邪魔する要因を取り除くためにも、咀嚼力を上げる「噛みトレ」は欠かせないのです。

「飲み込み力」が上がり、誤嚥性肺炎を予防する

食道のすぐそばには、空気の通り道である気管があります。

食べものが間違って気管に入ると、最悪の場合、呼吸困難になるので、私たちの体には、食べものが気管に入らないようなシステムが備わっています。

それが嚥下機能。食べものや飲みものを飲みこもうとすると、喉頭付近の筋肉が動いてのどが2～3センチせり上がり、気管にふたをして食べものが入り込むのを防ぎます。

ところが、「飲み込み力」が低下すると、この機能がうまく作動しなくなること

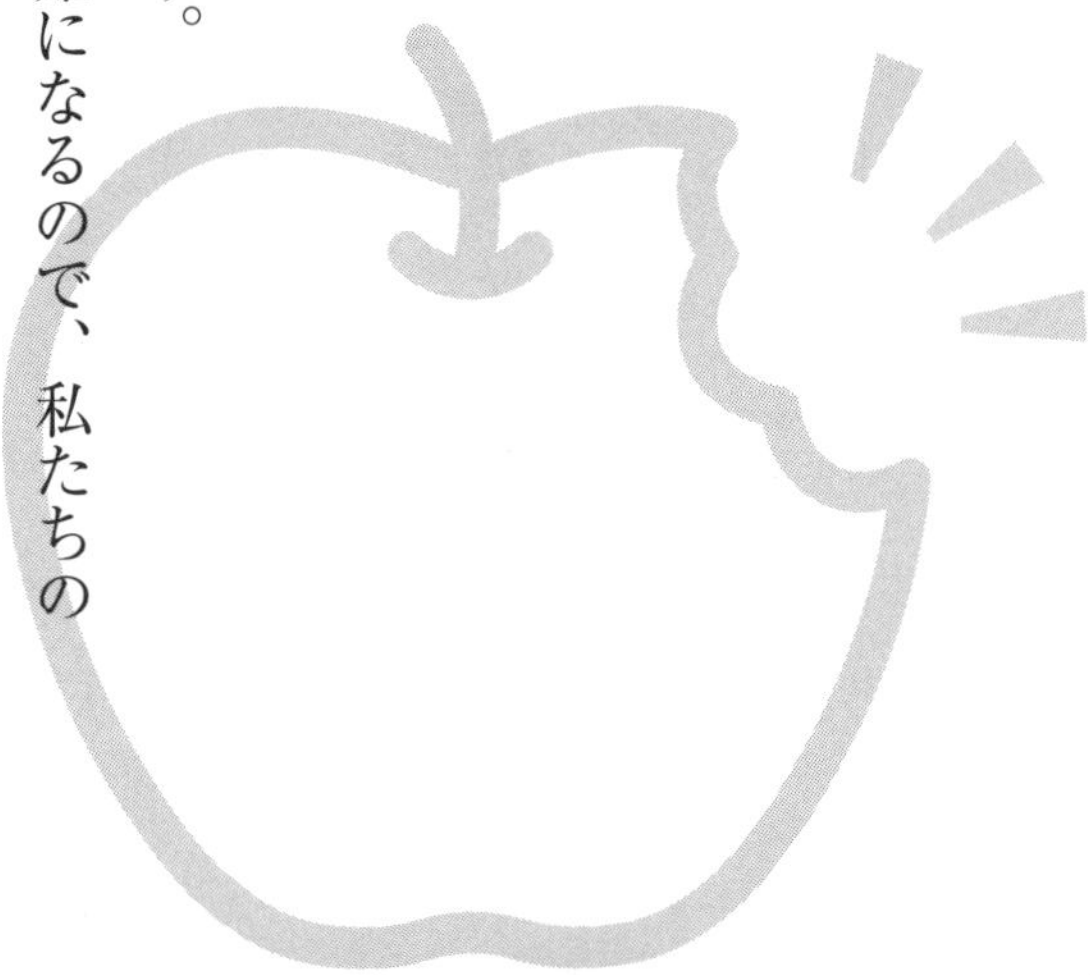

があります。喉頭が通常よりもせり上がらず、気管に完璧なふたをするのが難しくなるのです。

そうなると、**間違って気管に食べものや飲みものが入るようになります**。

それが、嚥下障害のひとつである「誤嚥《ごえん》」です。

誤って食べものや飲みものが気管に入っても通常ならむせる程度で済みますが、口が衰えていると、大問題に発展することがあります。

口の中には、約1000〜6000億個の細菌が存在するといわれます。その中にはばい菌といわれる体に悪い細菌も隠れています。

しかし、健康な口の環境を維持していれば、ばい菌は唾液によって除去されるので悪さをする前にいなくなります。

ところが、唾液量が不十分でばい菌が居座ったままでいると、誤嚥のときに食べものと一緒に気管に入り込んでしまうケースが出てきます。

そうして発症するのが、誤嚥性肺炎です。

誤嚥性肺炎は、日本人の死亡原因の第7位。

多いのか少ないのか判別しづらいところですが、第5位の肺炎は本当は誤嚥によって発症していることもあるようですし、第1位のがんは、誤嚥性肺炎で亡くなっても死因はがんとしてカウントされることもあるといいます。

誤嚥性肺炎の実数は、もっと多いのではないかといわれています。

高齢者の肺炎対策として、近年、ワクチンを定期接種するようになりましたが、残念ながら誤嚥性肺炎には効果がありません。

なぜなら、肺炎を引き起こす細菌がすでに口の中で増殖しているからです。

つまり、**誤嚥性肺炎から自分を守るには、「飲み込み力」を低下させないこと**と、**口の中を健康に維持する**しかないということです。

お子さんやお孫さんと一緒に！家族で取り組みたい「噛みトレ」

大人にとっての「噛みトレ」は、オーラルフレイルを予防し、好きなものをおいしく食べながら健康で長生きするのが目的になります。

実は、この「噛みトレ」、子どもたちにも有効なトレーニングでもあります。

親であれば、子どもに元気で健康に過ごしてほしいと思うのは、当然です。

そのために、体にいい食べものを選んだり、習い事に通わせたりしている方も多いのではないでしょうか。

しかし、どうしても忘れがちになってしまっているのが、「噛むこと」に対する意識ではないかと私は思います。**子どもの将来を考えるなら、ぜひ「噛みトレ」を小さいころから習慣化してほしい**のです。

成長過程にある子どもにとって、「噛むこと」はとても大切です。子どもの脳は10歳ぐらいまでにつくられるといわれます。発達を促すのは、さまざまな脳に対する刺激です。

その中でも、**噛むことは脳の血流を増やすと同時に、脳への刺激**として重要な意味があると考えられています。

国立研究開発法人 日本医療研究開発機構が2017年に発表した「マウスモデルで咀嚼刺激の低下が記憶・学習機能を障害するメカニズムを解明──よく噛むことが成長期の高次脳機能の発達に重要である可能性──」によると、噛むことによって得られる、**脳への咀嚼刺激の低下が、記憶、学習に影響が出る可能性がある**と述べています。

さらに、近年、問題視されている子どものあごの発達不足も、噛むことが関連しています。かたいものを食べない食生活が影響しているのか、繊維質《せんいしつ》の多い野菜や筋《すじ》のある赤身の肉などを食べられない子どもが増えているそうです。

給食の食べ残しも好き嫌いではなく、噛み切れないのが原因だといわれています。

かたいものを食べない食生活は、子どもの噛み合わせの悪さにもつながります。

そして、**口やあご周りの筋肉がこった状態も、噛み合わせの悪さにつながる**と考えられています。

少々噛み合わせが悪くても痛みをともなわないので、そのまま大人になり、やがて噛み合わせの悪さからくる不調を訴えるようになります。

あごや筋肉が発達する時期だからこそ、口やあご周りの筋肉がこった状態ではなく、こりがほぐれた状態で、正しく「噛むこと」を、体に身につける必要があるのです。

また、しっかりと噛む必要のある食べものには食物繊維、ビタミン、ミネラルが豊富で、これらの栄養素を十分に摂取できないと、**将来、子どもたちが生活習慣病になるリスクが高まります**。

幼いころから噛まなくてもいい食事が続けば、口を動かす機会も少なくなります。そうなると、早い年代でオーラルフレイルになる可能性も出てきます。

つまり、オーラルフレイルは高齢者だけの問題ではなくなる可能性があるということです。

「噛みトレ」は、高齢者はもちろん、子どもでも簡単にできるトレーニングです。

家族みんなで実践すると、楽しみながら3つの力を高めることができるようになります。

第3章

「噛みトレ」でこんなことも よくなる

肥満、生活習慣病、精神疾患、口臭……。
気になる不調が「噛みトレ」で改善します。

「噛みトレ」で肥満と生活習慣病を遠ざける

よく噛《か》めなくなって消化・吸収が悪い状態を、みなさんはどのように考えますか？

「栄養を摂取できないから、太らない」

たしかに食べものに含まれている栄養素を十分にとれなくなりますが、太らないわけではありません。

消化・吸収が悪いと胃腸のはたらきがにぶくなるので、食べたものが腸に滞留《たいりゅう》する時間が長くなります。

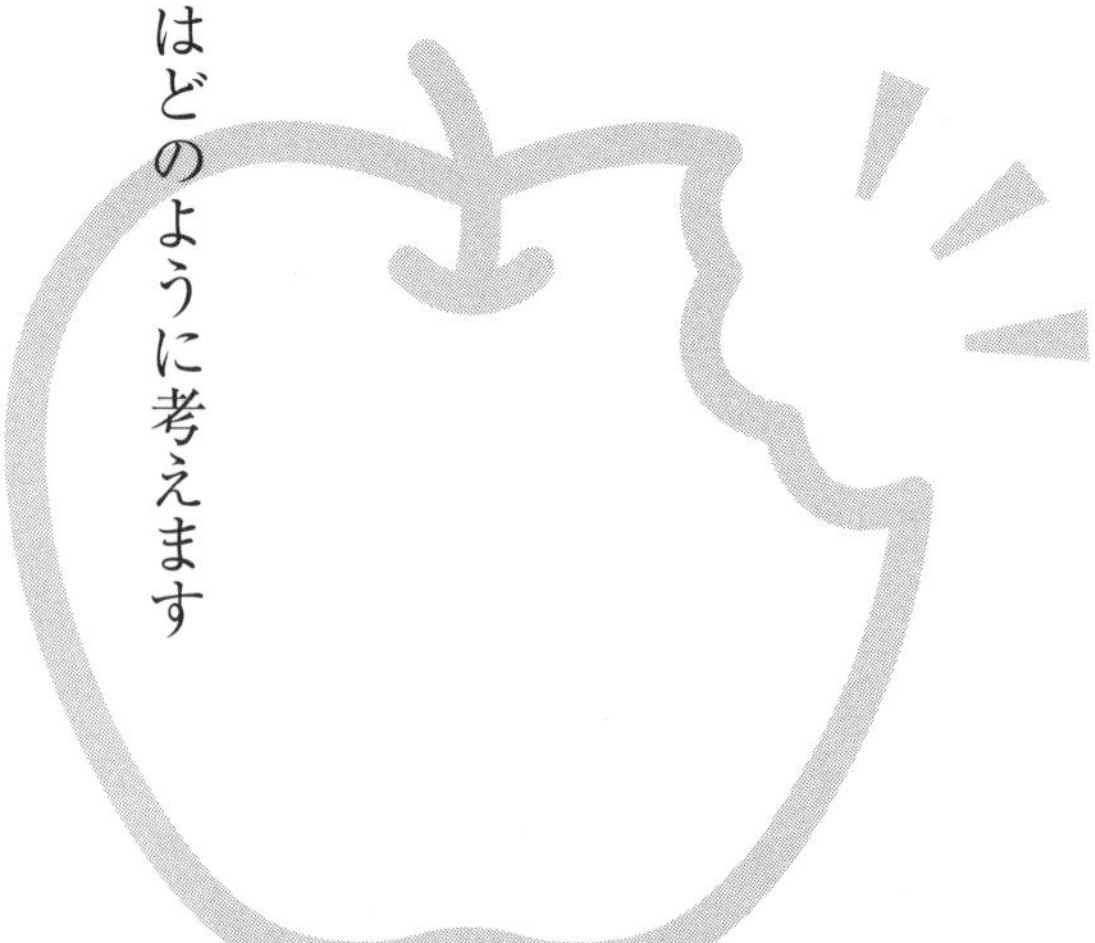

それだけ、脂肪として蓄積する時間も長くなるのです。

さらに、胃腸の動きがにぶいということは、エネルギーを使わないことになるので、消費するエネルギーは減ってしまいます。

蓄積されるエネルギーが増えて、消費されるエネルギーが減れば、太ってしまうことになります。

また、**よく噛めなくなると、満腹中枢《まんぷくちゅうすう》がうまくはたらかなくなり、ついつい食べすぎてしまう**ことにもなります。

なぜ、噛むことが満腹中枢を刺激するのか。

以前、イスラエルの研究機関がネズミを使って行った実験があります。

咀嚼《そしゃく》すると、脳内でヒスタミン、レプチン、セロトニンという神経伝達物質が分泌されます。

その中で、ヒスタミンが脳の満腹中枢を刺激して、食欲を抑えるといいます。

30回噛むとやせるという話もよく聞きます。

その効果についてはわかりませんが、メカニズムとしては、たくさん噛んで満腹中枢を刺激して食べすぎを防ぐというものです。

私は、回数よりゆっくり食べることが肝心だと考えます。

満腹中枢から、「そろそろお腹いっぱいになります」と指令が届くのは、食べはじめてから約20分後。急いで食べたら、何回噛んでも指令が間に合わず、食べすぎてしまうことになります。

そもそも回数を気にして食べるのは大変ですし、きっとおいしく食べられない。回数を気にするよりもまずはよく噛むことを意識してください。

よく噛んで、消化吸収しやすい状態にして胃や腸に送り込めば、食べものに含まれている栄養素を漏れなく吸収できるし、太ることもなくなります。

そして、**よく噛むために必要なのが、「噛みトレ」でつくる3つの力**なのです。

噛めば噛むほど幸せホルモンたっぷりで、心のバランスが整う

心の安定には欠かせないといわれる脳内の神経伝達物質に、「セロトニン」があります。

幸せホルモンとも呼ばれるセロトニンは、ストレス、運動不足、睡眠不足などが続くと分泌されにくくなります。

そうなると、**不安になったり、落ち込みやすくなったり、心のバランスがとれなくなったり、集中力が低下したり、意欲がなくなったりする**のです。

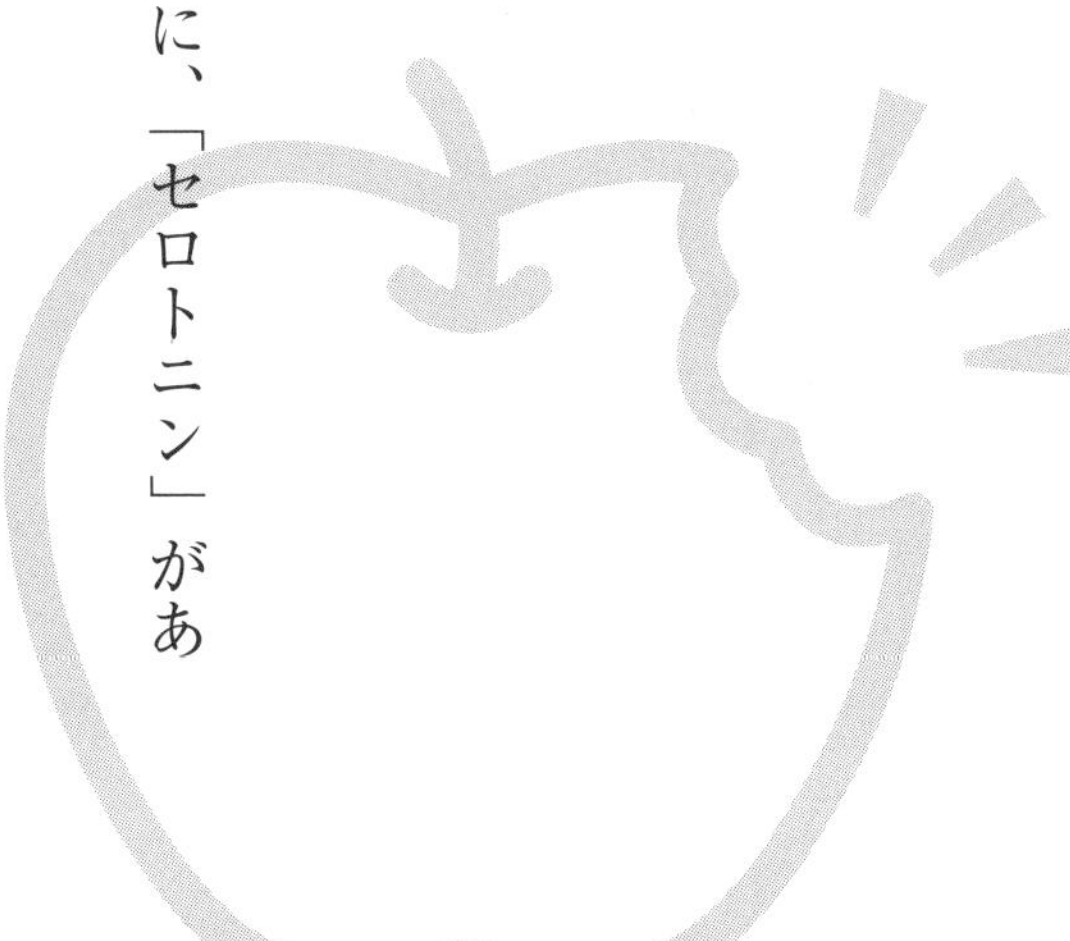

また、セロトニンは眠気を引き起こす「メラトニン」というホルモンの材料にもなるので、セロトニンが不足するとよく眠れなくなります。

逆に、セロトニンが増えると、目覚めがよくなり、頭がスッキリしてポジティブな気分で過ごせるようになり、表情も明るくなります。

セロトニンを増やす方法は、食事からとる、日光を浴びる、軽い運動をするなどいろいろありますが、噛むことも増やす方法のひとつです。

というのは、噛む動作は、セロトニン神経を活性化するといわれるリズム運動になるからです。

噛むことは、1日3回の食事のたびに必ず行っているリズム運動です。

朝食をしっかり噛んで食べれば、セロトニン神経を活性化させて1日をはじめられます。

セロトニン神経の活性化のピークは2時間といわれているので、昼前には弱まってきますが、昼食でよく噛めば、ふたたび高まります。

そして夕食でもう一度高める。

噛むだけで、目覚めてからほぼ1日、セロトニン神経を活性化させたまま過ごせるというわけです。

こんなに簡単なセロトニン分泌法は、ほかにはないかもしれません。

よく噛める状態を維持していれば、いつでもセロトニンを出せるということです。

補足として、食事にも気をつけると、さらにセロトニンの分泌がよくなります。

セロトニンの材料になるのは、たんぱく質に多く含まれるトリプトファンという必須アミノ酸です。

9種類ある必須アミノ酸は人間の体内ではつくれないので、食べものからとるしかありません。トリプトファンをたくさん含んでいる食材としては、大豆製品や乳製品などがあります。

アレルギーやインフルエンザなどの感染症のリスクが減る

私たちには、外から侵入してくるウイルスや細菌などの病原体から体を守るシステムが備わっています。それが、「免疫」というシステムですが、残念なことに加齢とともにその力が弱くなります。

免疫力が低下すると、若いころと比べると、どうしても感染症にかかりやすくなったり、重症化したりするケースが増えてきます。

オーラルフレイルになると、その状況はさらに悪化します。

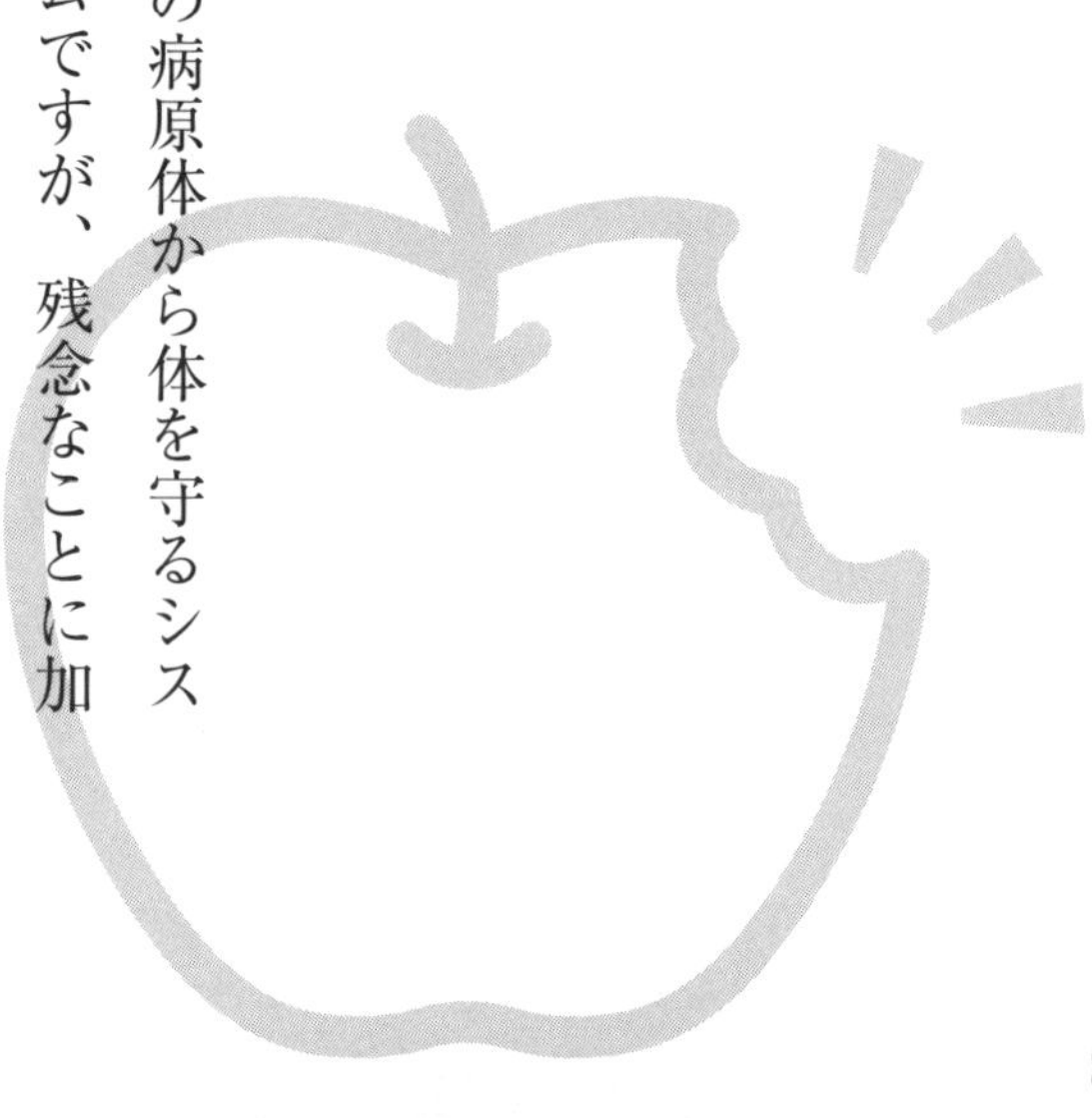

なぜなら、**病原体の進入口でもある口の機能が弱くなれば、病原体が野放しになって全身にまわる**からです。

だからこそ、「噛みトレ」なのです。

「噛みトレ」で唾液力がアップして、口の中に十分な唾液量が出るようになると病原体を退治するパワーが劇的に回復します。

たとえば、感染症の代表でもあるインフルエンザ。毎年、予防接種を受け、帰宅後は必ず手を洗い、うがいをするなど感染リスクを減らすために努力している人は多いと思います。

しかし、オーラルフレイルの人は、どんなにリスクを減らしても感染のリスクを下げることができません。というのは、野放しになっている歯周病菌が出す酵素《こうそ》は、インフルエンザなどのウイルスの侵入を手助けするからです。

解決への近道は、とにかく口の中の機能を回復させることです。

唾液量が十分に分泌できるようになると、歯周病菌の増殖を防ぐことになり、口の中に入ってきた病原体を除去できるようになります。それだけで、インフルエンザへの感染は格段に減らせます。

ある介護施設では、入居者に口の中のケアを徹底させたところ、そうではない施設と比べたらインフルエンザの発生率が10分の1まで減少したといいます。

唾液が分泌される場所のひとつである耳下腺からの唾液には、パロチンというホルモンが含まれています。

パロチンは「若返りホルモン」とも呼ばれ、胃腸のはたらきを助けて免疫力をアップさせたり、皮膚の新陳代謝を活発にしてしみやしわを防いだり、骨や歯を丈夫にしたりする効果があるといわれています。

もちろん、唾液量が十分に分泌されるようになると、唾液にある毒物や発がん性物質に対抗する力や、活性酸素を消去するはたらきも高まります。

たるみ、二重あご、デカ顔解消！表情も豊かになって見た目も変わる

「噛みトレ」で口やあご周りの筋肉がほぐれて、よく動くようになると、女性にとってはうれしい美容効果も期待できます。

口がよく動くようになると、連動して舌の動きもなめらかになります。

舌の動きがなめらかになるということは、のどぼとけの上にある舌骨筋がしっかり動いて鍛えられることになるので、フェイスラインのたるみや二重あごをすっきり引き締められ、顔が小さく見える効果が期待できます。

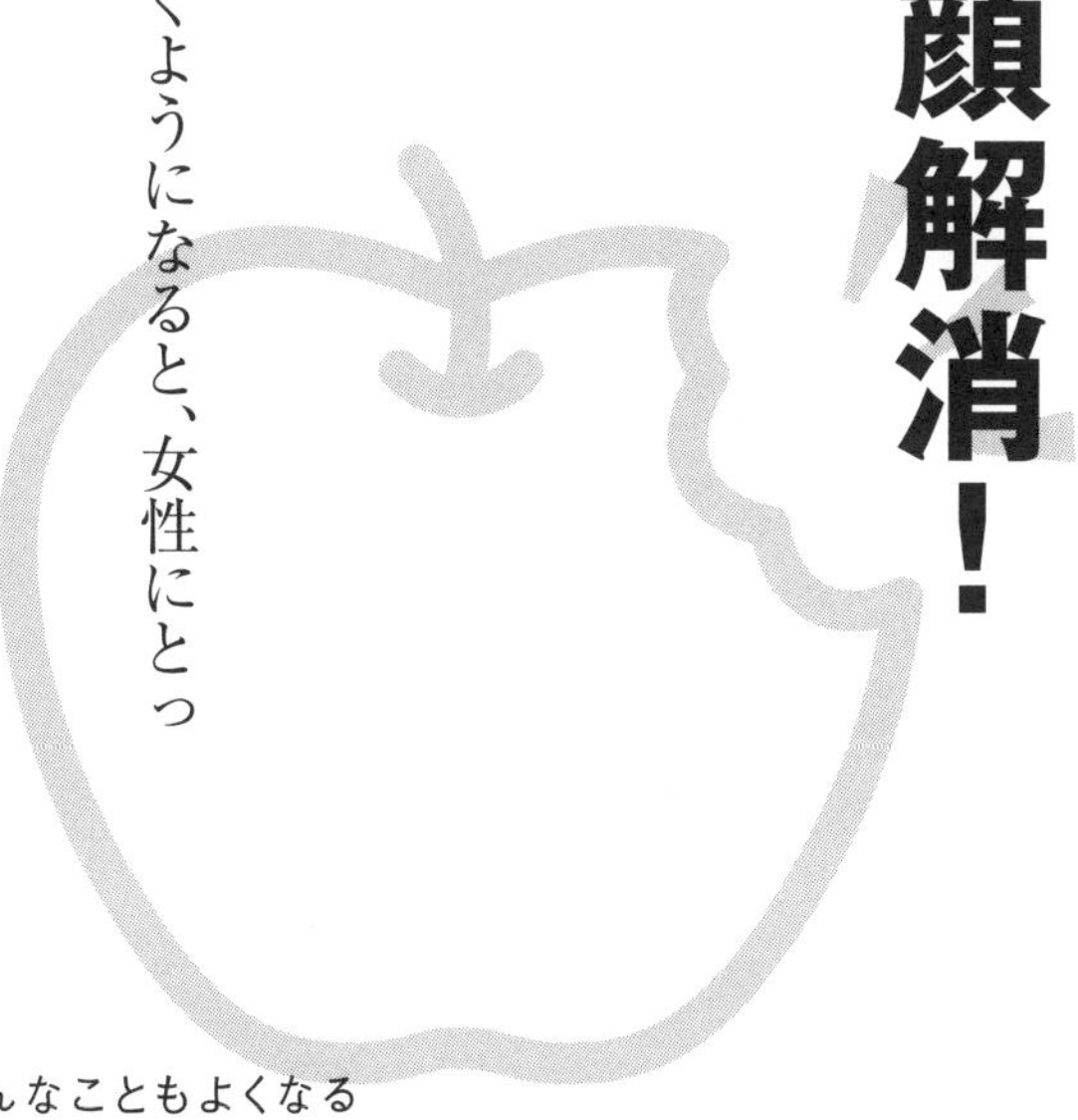

頬のたるみやほうれい線も、実は舌の筋肉の衰えが原因のひとつだとも考えられます。

舌の筋肉が衰えると、上の前歯につくはずの舌先が離れて下がってきます。気づけば、舌先は下の前歯についている状態になるので、口の中にすき間ができてきます。この状態を「落ちベロ」といいます。

落ちベロになってしまうと、あごが下がり、無意識に口呼吸になります。そうなると、顔つきが変わってくるのです。

あごが下がることで頬がたれてきます。上唇が富士山型になり、下唇がぽってりしてくるのも特徴です。ほうれい線がはっきりと浮かび、二重あごになる場合もあります。

舌の筋肉が衰えるだけで、こんなにデメリットがあるのです。

「噛みトレ」は、ほうれい線や顔のたるみが改善されるだけではなく、しわの予防にも役立ちます。

もうひとつ、顔のむくみやくすみが改善されます。

首から上には約200個のリンパ節があります。リンパ節は、体にたまった老廃物を運ぶ通路で、動きが悪くなって滞るようになると体に不調があらわれるようになります。

口がなめらかに動くようになると、このリンパの流れが改善され、老廃物がスムーズに排出されるのです。

「噛みトレ」は、表情筋にもいい影響を与えます。

顔の表情をつくる表情筋は30種類ほどありますが、日常的に使っている筋肉は20〜30%。つまり、意識的に動かさなければ、どんどん衰えてしまうのです。

しかし、口をよく動かすようになると、同時に表情筋も動くようになり、柔軟性を取り戻せます。それだけで表情はやわらかく明るくなります。

顔がスッキリ若返り、表情も明るく豊かになる。「噛みトレ」は、体の中だけでなく外側も若返らせるトレーニングなのです。

人前で気になる「口臭」や「滑舌」も予防！

口の周りの筋力の低下は、人前で気になる2つのことに深く関連しています。ひとつは「口臭」、もうひとつは「滑舌」です。

口臭は腐敗によって発生します。
口の中には、300〜700種類の細菌が生息しているといわれています。その数、1000〜2000億個。歯みがきをまじめにしていない人は、4000〜6000億個もあります。

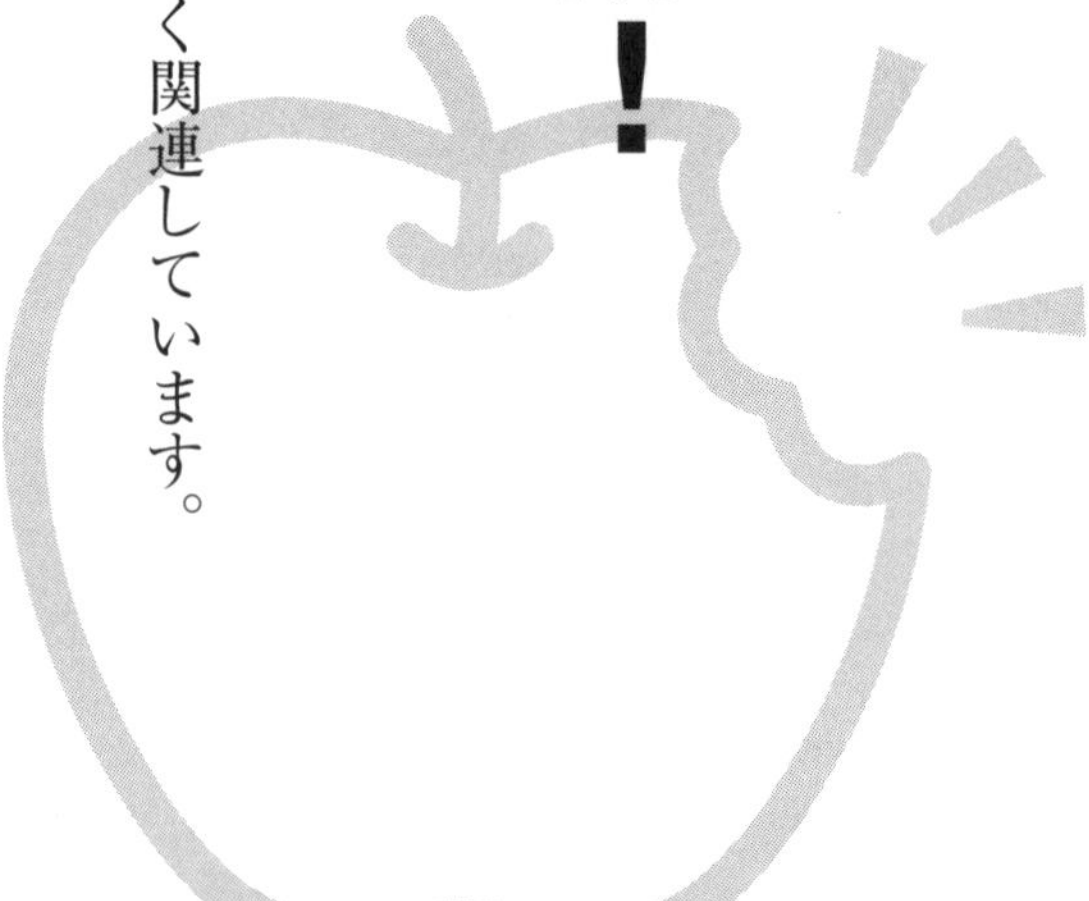

口内細菌にも体にいい善玉菌と悪さをする悪玉菌がありますが、バランスがとれているときは、悪玉菌はおとなしくしています。

ところが、バランスが崩れて悪玉菌が増えはじめると悪臭を放つようになります。それが、いわゆる気になる口臭です。

バランスが崩れる理由は、何といっても唾液の減少です。**唾液が十分に分泌されないことで悪玉菌を除去しきれなくなり、増殖させてしまう**のです。「噛みトレ」で唾液力が高まれば、すぐに口臭は改善できるし、予防することも可能です。

口臭が気になりはじめたら、ドライマウス（口腔乾燥症《こうくうかんそうしょう》）の可能性もあります。これも原因は唾液量の減少です。悪化すると舌がひび割れたり、痛みを感じるようになったり、味覚がおかしくなったり、発音が悪くなったりするなど、日常生活に支障をきたすようになるので注意しましょう。

ドライマウスは、オーラルフレイルの初期段階に発症するともいわれています。

また、口の周りの筋肉が衰えると、滑舌も悪くなり、舌もまわらなくなります。話すことは、口、舌、のどの筋肉の複合動作です。筋肉がスムーズに動けば、自分の思い通りに発音することができます。

滑舌の悪さは、最初に自覚できるオーラルフレイルの症状といわれています。「かきくけこ」「さしすせそ」「たちつてと」「らりるれろ」が言いづらくなったら、要注意。口の機能が衰えている可能性があります。

滑舌が悪くなることとの最大のデメリットは、うまく話せなくなることで、人と会ったり、人がいるところへ出かけなくなったりすることです。社会との接点が少なくなると、老人性うつ病を発症するきっかけにもなります。

そうなる前に「噛みトレ」です。口やあご、そしてのど周りの筋肉をほぐして、滑舌が悪くならないようにしましょう。

目のピント調節機能をアップ！
老眼予防にも「噛みトレ」

情報のほとんどは目から入ってきます。

テレビ、パソコン、スマートフォン、タブレット端末など、「見る」時間がどんどん増えているので、目は思っている以上に酷使《こくし》されています。

自覚症状のある人はもちろんですが、自覚症状がなくても潜在的に目が疲れている人はかなりいます。

目の疲れとは、目を動かす筋肉の疲れです。

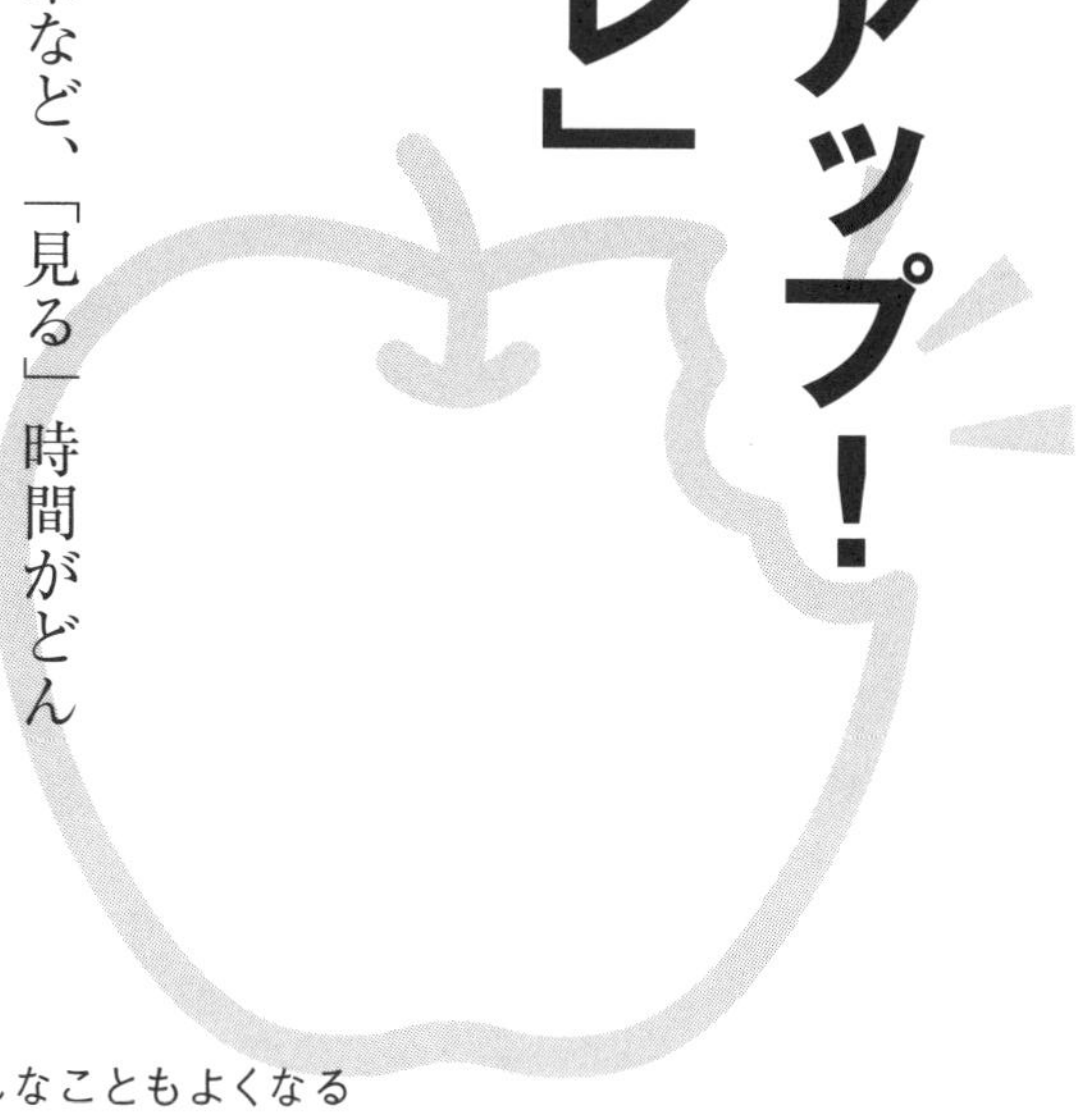

眼球は6本の筋肉で支えられていますが、パソコンやスマートフォンなどの画面を長時間見ていると、その間ずっと筋肉ははたらき続けています。

また、目には、水晶体の厚みを調節してピントを合わせる機能を持つ毛様体筋《もうようたいきん》という筋肉があります。この筋肉もパソコンやスマートフォンなどを長時間見ている間は、ピントを合わせるためにはたらき続けています。

長時間酷使されれば、筋肉が疲れるのは当然です。

さらにいえば、人の目というのは、もともと外敵から身を守り、獲物を見つけるために遠くを見るようにできています。つまり、パソコン画面のような近いところを見ること自体、必要以上に筋肉に負荷をかけていることになるのです。

夕方になって目が重くなったり、かすんだりするのは、目がオーバーワークになっている証拠なのです。

こうした目の筋肉の疲れにも、「噛みトレ」は効果があります。

「噛みトレ」は、筋肉を鍛えるよりも、かたくなっている筋肉をやわらかくすることを優先するトレーニングです。

使いすぎてこりかたまった目の筋肉をほぐすのにもピッタリ。

なぜなら、**口の周りの筋肉は、目の周りの筋肉と連動しているので、ほぐせば連動してやわらかくなる**からです。

最近の研究によると、よく噛むと目の血流がよくなることがわかってきました。

よく噛むと、白目部分の血流がよくなり、ピントや明るさを調節する目の筋肉や機能も保たれるといいます。

また、白目部分の血流は、毛様体筋にも影響を与えるといわれていて、よく噛むと、年齢を重ねることで近くにピントが合わせづらくなる老眼の症状をやわらげる効果があるのではないかと考えられています。

目が疲れても、「噛みトレ」。まずは、そこからはじめましょう。

よく噛めれば負担は激減！胃腸が元気で疲れにくくなる

加齢とともに消化機能も少しずつ衰えてきますが、高齢になってくると食欲不振や消化不良といった胃の症状だけでなく、疲れやすくなったり、だるさを感じるようになったりなど、全身症状を引き起こすようになります。

オーラルフレイルが、全身が衰える「フレイル」の入口といわれるのは、初期の症状は軽くても、小さな不調が全身の不調に発展していく可能性があるからです。

胃腸の消化・吸収機能を強力にサポートするのが、よく噛むことで分泌される唾液です。

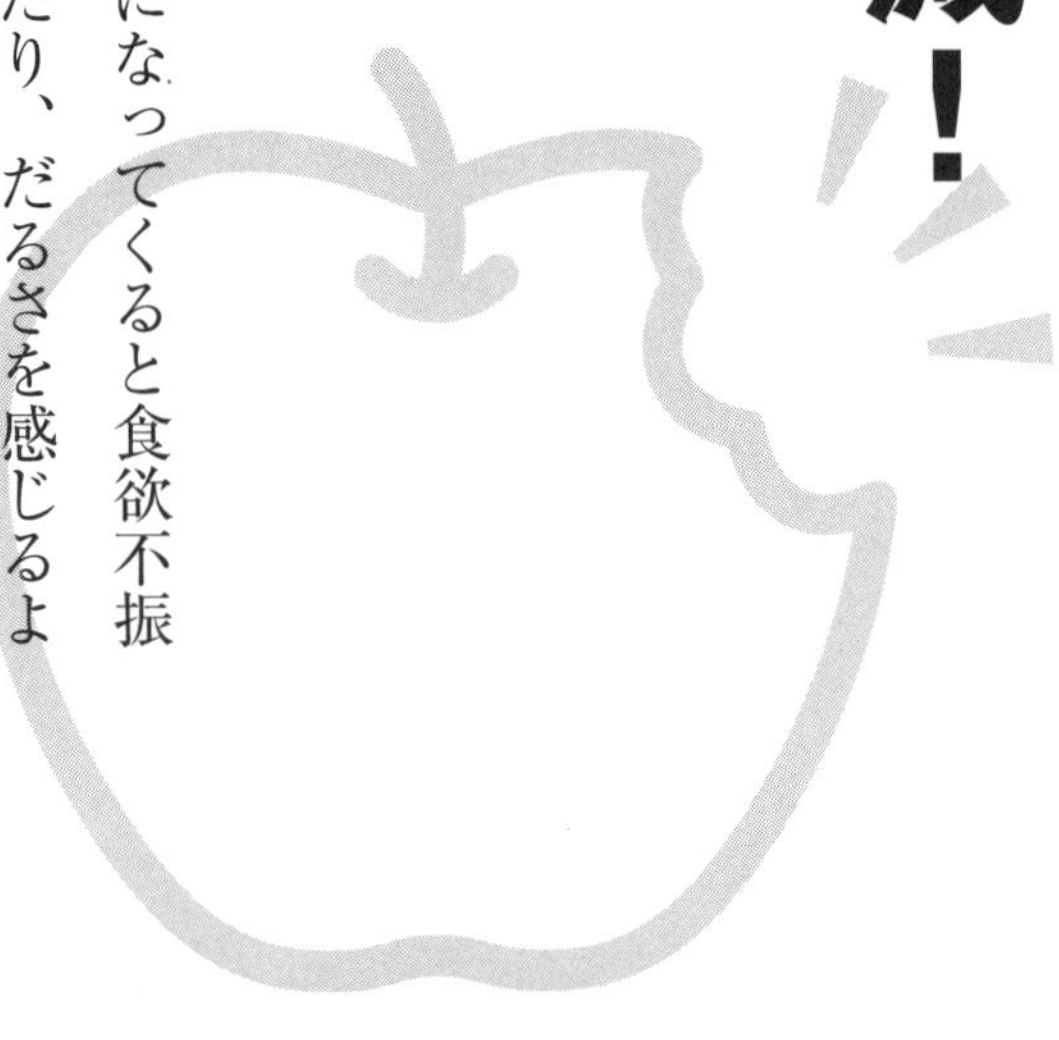

逆に唾液力が落ちて、唾液量が少なくなると、衰えはじめている胃腸に負担をかけることになります。

食べものが口に入ってくると、よく噛んで細かくし、唾液の水分を使って小さなかたまりにします。

このときに、ご飯やパンなどの炭水化物は、唾液に含まれるアミラーゼという消化酵素によってブドウ糖がいくつか結合した小さな分子に分解されます。

デンプンは胃液に含まれる消化酵素では分解できないので、口にあるときに分解できていないと栄養素として吸収することが難しくなるだけでなく、胃に消化しようとするムダなはたらきをさせることになります。

よく噛めなくなると、デンプンを分解できないだけでなく、食べものを細かくすることもできなくなります。

そうなると、さらに胃や腸の仕事が増えます。いつも以上にはたらかされると、エネルギーを消費するので、運動で体を動かしていないにもかかわらず、「なんとなく疲れた」とか、「体がだるい」といった感覚になるのです。

よく噛んで、よく唾液を出すことは、胃腸の負担を軽くし、からだをらくにする効果があるのです。

また、東洋医学的に見ると、人間のあごには胃経と大腸経という2本の経絡《けいらく》が通っています。

経絡とは気が流れるルートで、同じルートにある場所はお互いに作用していると考えられています。

つまり、「噛みトレ」で口やあご周りの筋肉をほぐし、よく噛むようになると、それだけあごを使うようになり、2本の経絡が刺激されて、胃腸のはたらきも活発になるということです。

こり解消の連鎖が起きる！
肩や首がすっきり爽快

「噛みトレ」を続けると、肩や首のこりもらくになります。

肩や首がこるとは、後頭部から肩にかけてこわばったり、張ったり、重く感じたりする症状です。

筋肉を使いすぎて血液の循環が悪くなり、疲労物質である乳酸がたまっている状態で、ひどくなると痛みをともなうこともあります。

さらに、こった状態が続くと、頭痛やめまい、吐き気など日常生活に支障をきたすほどの症状に悩まされることもあります。

原因は、悪い姿勢や運動不足、ストレスなどの生活習慣だといわれています。

そもそも私たちの首と肩には、立っているだけで負荷がかかっています。

それは、約5～6キロといわれる頭を支え続けなければならないからです。

パソコンの画面を前かがみの姿勢でずっとながめていたり、スマートフォンの画面を下を向いてずっと操作していたりすると、まっすぐに立っているとき以上に肩や首ががんばらなければなりません。

長時間同じ姿勢を続ければ、筋肉はガチガチにかたくなります。血液もスムーズに流れなくなり、疲労物資がどんどんたまります。

そのようなこりをほぐすために、いろいろとストレッチやマッサージなどをするのかもしれませんが、それでも治らない。

そんな人は「噛みトレ」で口やあご周りの筋肉をほぐしてみてください。

口やあご周りの筋肉は、肩や首の筋肉とつながっています。

そして、**口やあご周りの筋肉がこっていると、それをカバーしようと、肩や首の筋肉が知らず知らずのうちにがんばり、こりがひどくなっている可能性が考えられる**のです。

口やあご周りの筋肉のこりをほぐせば、それだけ、首や肩のこりもほぐれる可能性があるのです。

さらにいえば、噛み合わせの悪さが、肩や首のこりの原因として指摘されるようになってきています。噛み合わせが悪いと口を正しく開閉できないため、口やあご周りの筋肉に負荷がかかり、それが肩や首に影響しているのではないかということです。口やあご周りの筋肉をほぐすと、噛み合わせがよくなることがあります。

つまり、肩や首のこりの解消に、「噛みトレ」が大いに役立つことが考えられます。

実際、今回、「噛みトレ」を試してもらった人から、頭痛も肩こりも解消されたという意見が多く聞かれました。

肩や首のこりが取れないという方は、ぜひ一度、「噛みトレ」を試してみてください。

実は予備軍が1900万人？顎関節症の症状が改善する

食事のとき、噛むのに疲れていませんか？
口を開いたり閉じたりすると、カクカク音が鳴りませんか？
無意識に歯ぎしりや食いしばりをしていませんか？
口が開けづらい、あごが痛いということはありませんか？

ひとつでも「はい」と答えた人は、顎関節症《がくかんせつしょう》の可能性があります。顎関節症の代表的な症状は、あごが痛くなる（顎関節痛・咀嚼筋痛）、口が開かない（開口障害）、

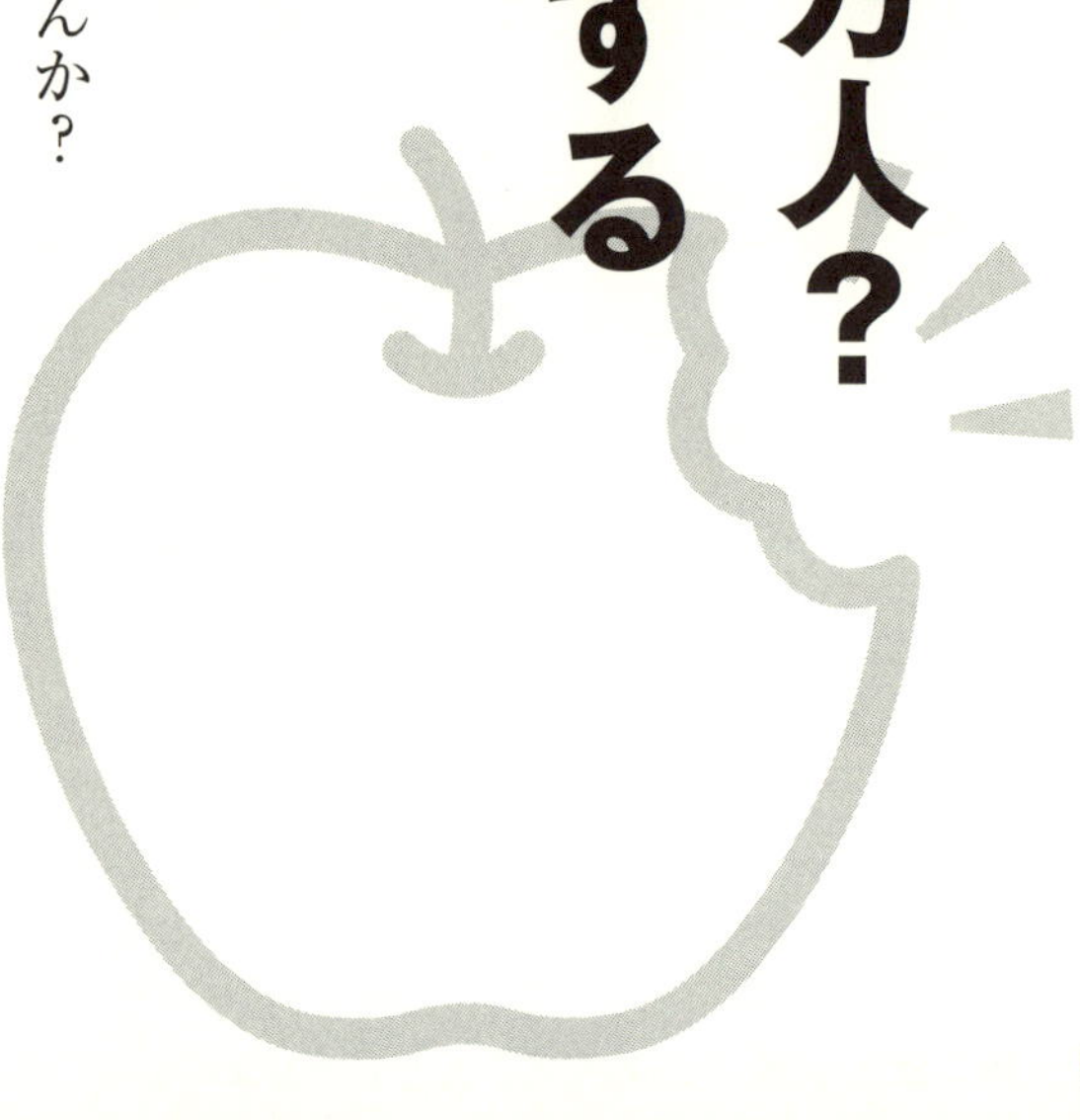

あごを動かすと音がする（顎関節雑音）。

　顎関節症が悪化すると、わずか25ミリしか口が開かなくなります。

　25ミリがどれくらいか説明すると、だいたい握り寿司の高さになります。つまり、**ネタとシャリを分けないと食べられない**ということです。ハンバーガーも、すべて分解しないと食べられません。

　そんなの自分は関係ないという方もいらっしゃるかもしれませんが、NHKの「ためしてガッテン」（2019年6月12日放送）では、顎関節症の予

顎関節症チェック1

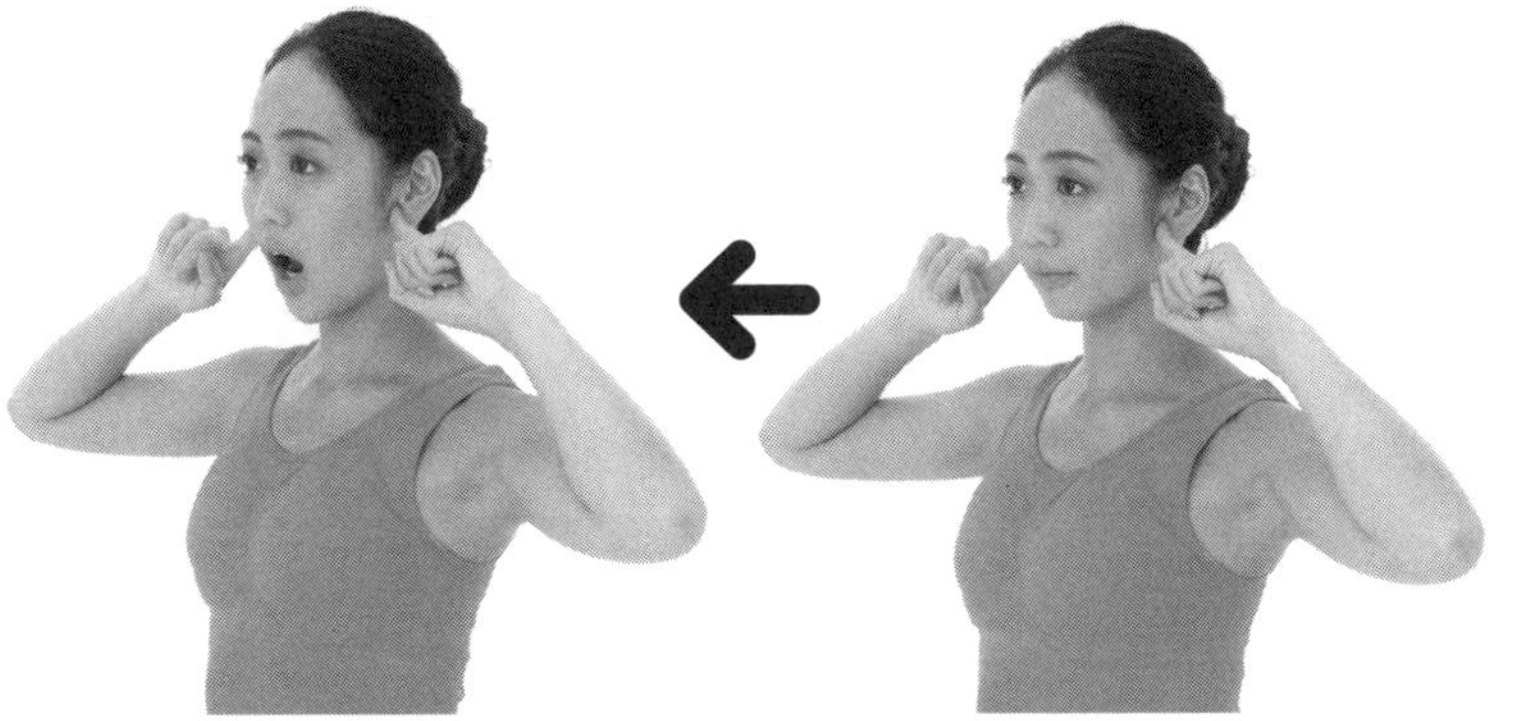

人さし指を耳のつけ根、こめかみの下あたりにあるくぼみにあて、「い」と発声する形にしてから、ゆっくりと口を開けます。ガクッとしたり、音が鳴ったりしたら要注意。

備軍が、推定1900万人はいるのではといっていました。

顎関節症の初期段階かどうかは、自分でチェックできます。

まず鏡の前に背筋を伸ばして立ち、人さし指を耳のつけ根、こめかみの下あたりにあるくぼみに当てます。

そのまま口を「い」と発声する形にして歯が見えたら、ゆっくりと口を開けていきます（前ページ参照）。まっすぐ開いていけば大丈夫。ガクッとしたり、カチッという音が鳴ったり、くぼみに当てた左右の指先に伝わる振動に違いがあれば、注意が必要です。

顎関節症チェック2

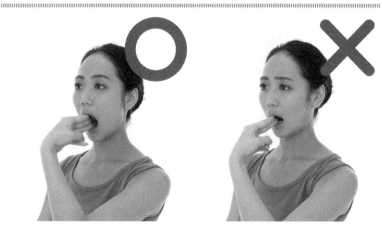

無理のない範囲で口を開き、人さし指と中指を縦にして入れてください。余裕がなければ要注意。3本入るようなら正常です。

口がしっかり開くかどうかでもチェックできます。

無理のない範囲で大きく口を開き、人さし指と中指を縦にして入れてみてください。上下の歯の間に余裕をもって入れれば、開き具合は正常です。入らなかったり、余裕がなかったりすると要注意。正常な人であれば、薬指を加えて3本入ります。

顎関節症の原因はまだはっきりとはわかっていませんが、噛み合わせが悪かったり、歯ぎしりや食いしばりのくせがあったり、片側だけで噛むくせがあったりなど、さまざまな要因が組み合わさることで発症するのではないかと考えられています。

歯ぎしりや食いしばり、偏った食べ方などは、口やあご周りの筋肉がこりかたまっていることも原因のひとつです。口が開けられないのも、実は顎関節症ではなく、筋肉が極度にこってしまっているからかもしれません。

まずは、「噛みトレ」で口やあご周りの筋肉をほぐし、口をよく動かすことを心がけてみてください。顎関節症の症状が改善する可能性があります。

味覚がよみがえり、何でも噛める。「噛みトレ」で一生「おいしい」を満喫

オーラルフレイルが怖いのは、好きなものを食べられなくなるだけでなく、「おいしい」と感じる感覚さえも、私たちから奪ってしまうことです。

最近の日本の食卓にはやわらかいものが並びます。

主食であるお米もやわらかいものが好まれます。

さらには、うどん、そば、カレーライス……。それほど噛まなくても飲み込める料理が多いのが、日本の食卓の特徴といえます。

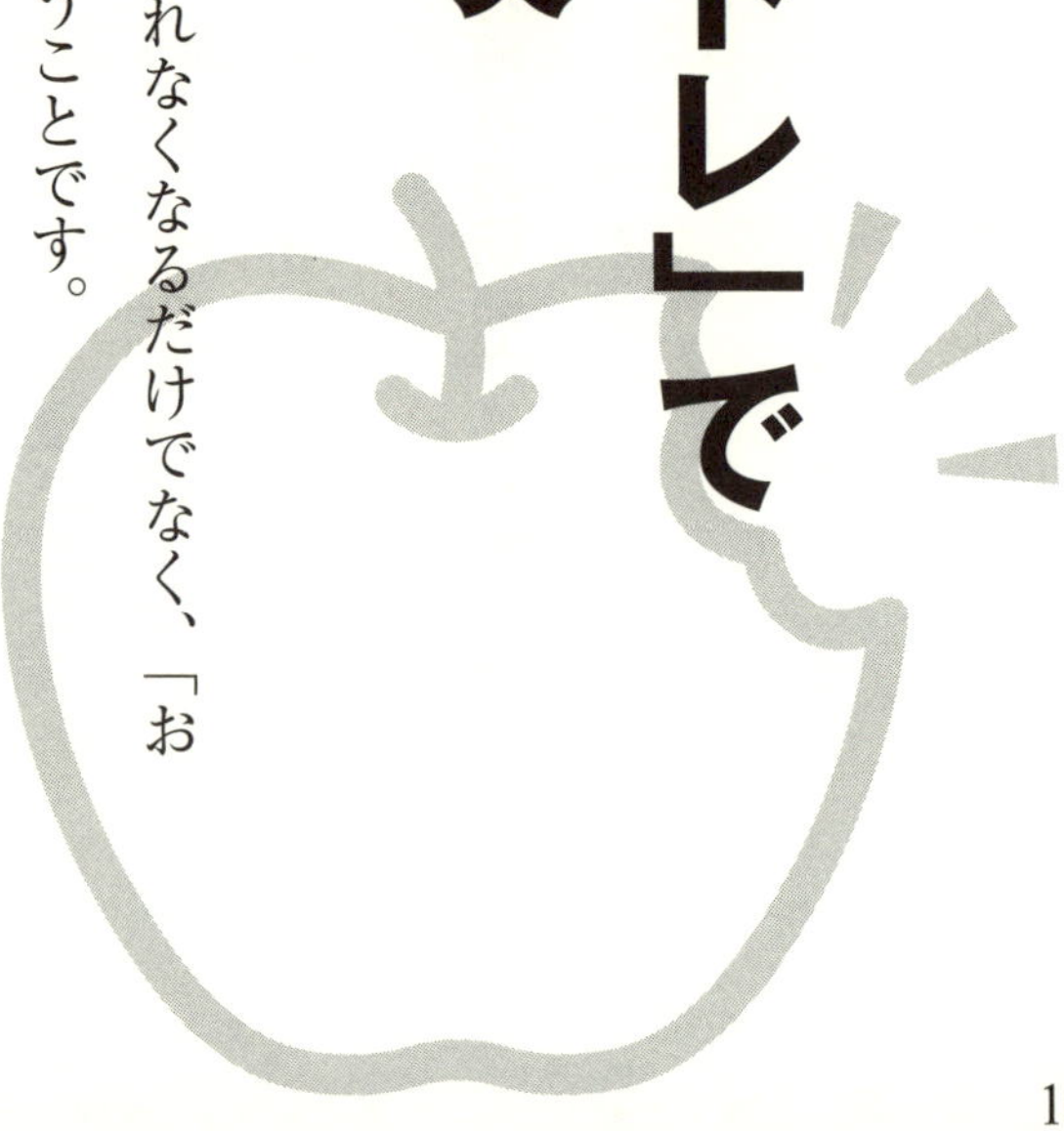

歴史を振り返ると、現代と昔の日本人は顎の筋肉の使い方がまったく違います。

縄文時代の人々は、1回の食事で4000〜5000回は噛んでいたそうです。

当時の調理方法を考えると、噛むことも調理のひとつだったのでしょう。

戦後間もないころでも、噛む回数は1000回以上だったそうです。縄文時代の4分の1ですが、それでもあごの筋肉はしっかり使われていたといえます。


しかし、現代のやわらかい料理は、1回の食事で噛む回数が1000回を超えることはほとんどなく、カレーライスなら300〜400回くらいで食べ終わるといわれています。

咀嚼回数が少なくなれば、咀嚼力が落ちるのも当然です。


そして、**咀嚼回数が減ると、味覚も鈍感になってしまいます。**なぜなら、味覚はよく噛むからこそ感じられるものだからです。

よく噛むことで唾液が口の中にたっぷり分泌されると、味覚は敏感になります。

そして、口に入った固体が溶液になったとき、味がわかります。

また、唾液量が多ければそれだけ溶液は薄くなりますが、味覚が敏感になっているので長く味わうこともできます。

だから、よく噛まずに飲み込んでしまうと、本当のおいしさは味わえないのです。

オーラルフレイルになると、よく噛むこともままならなくなります。

咀嚼力が低下し、**唾液も十分に分泌できなくなると、どんなにおいしい料理でも「おいしく」食べることができなくなり**ます。

だから、「噛みトレ」で3つの力を取り戻さなければいけないのです。

一生「おいしい」を満喫するためには、唾液力、咀嚼力、飲み込み力は必要不可欠なのです。

第4章

さらに歯と歯ぐきが強く丈夫になる8つの裏ワザ

「噛みトレ」だけでも十分ですが、余裕のある人はこの8つの裏ワザも試してください。

新谷流歯のお手入れは、「フロスファースト」がポイント！

健康な奥歯の噛《か》む力は、60～１００キロだといわれます。

それが義歯になると10～30キロに落ち込んでしまいます。

そうなってしまったら、これまで通りに好きなものを食べられなくなるのは当然です。

奥歯に限らず、いつまでも自分の歯を守ることも、口の機能を衰えさせないことにつながります。さて、みなさんは、毎日どのように歯のお手入れをしていますか？

まさか、歯みがきさえしないこともあるという人はいないでしょうね。

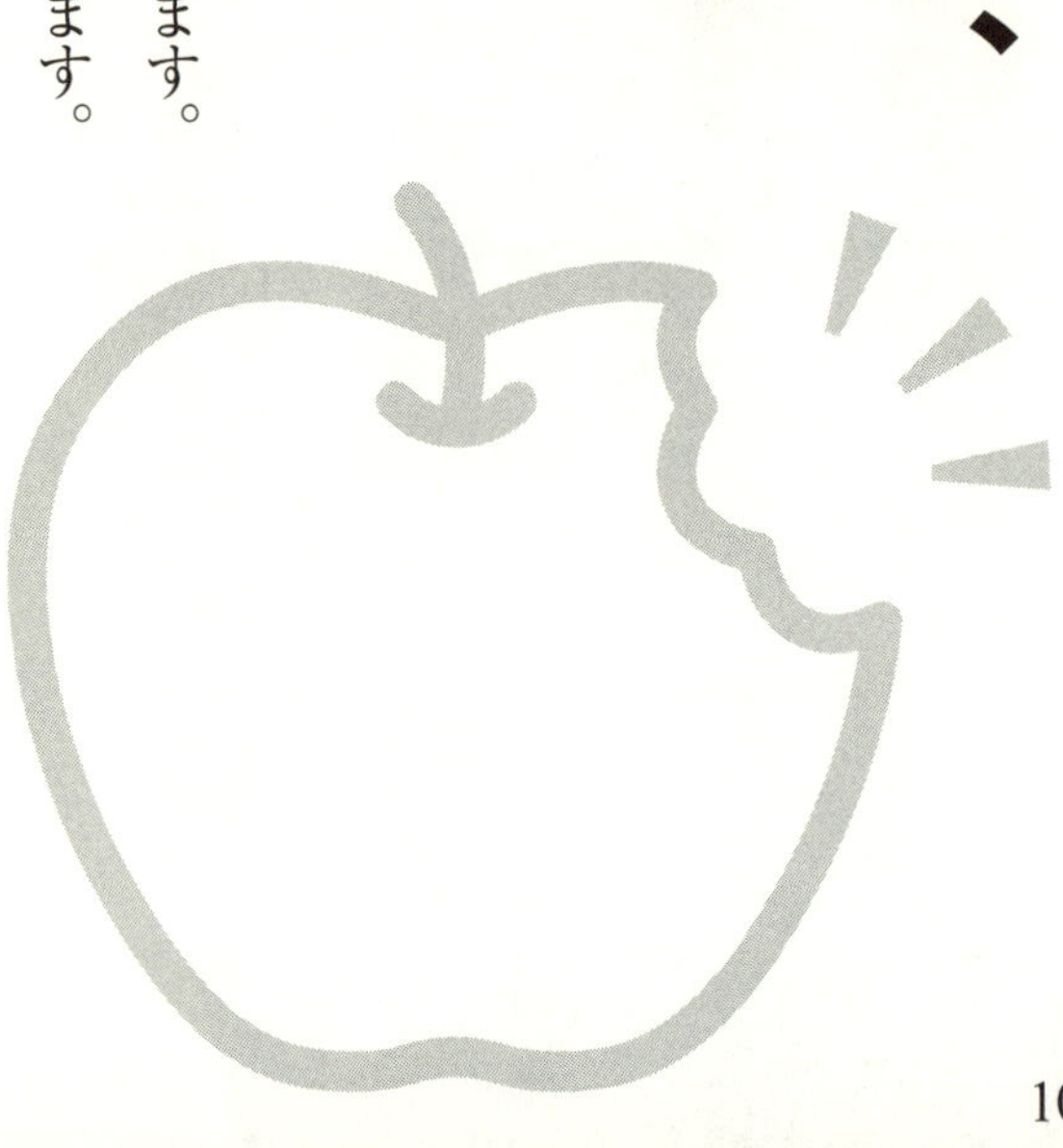

歯のお手入れは、毎日が基本です。

おろそかにすると、すぐに口内がばい菌だらけになってしまいます。というのは、私たちが食べるもののほとんどに糖分が含まれているからです。口の中に残った糖分は、歯の表面や周囲に付着します。

すると、**約8時間後には、その糖分を目指して集まってきた細菌によってプラーク（歯垢）がつくられはじめ、約24時間で完成します。その後、約48時間で石灰化がはじまり、歯石になっていきます。**

つまり、1日でも歯のお手入れを忘れると、虫歯や歯周病の原因がつくられるということです。

歯のお手入れというと、日本人の多くは歯ブラシを使って歯みがきです。

しかし、欧米では、フロスとマウスウォッシュがメイン。

私はとにかくフロスをしてほしいので、忘れないようにフロスを最初にする**「フロスファースト」**をおススメします。

なぜなら、**フロスを使うことで、手入れをしながら、虫歯や歯周病のチェックができるから**です。

新谷流フロスの使い方ですが、まずフロスを歯間にぐっと入れて、一方の歯の側面に沿うように引き上げます。次に、もう一度同じ歯間にフロスを入れて、先ほどとは反対側の歯の側面に沿って同じように引き上げます。

引き上げるときにひっかかりがあったら虫歯で、出血したら歯ぐきが炎症を起こしているので歯周病の可能性があります。

フロスはいろいろな種類がありますが、好きなものをお使いください。

私は、**Y字になっているものが使いやすい**ように感じます。

今回紹介する新谷流フロスみがきは1日1回で構いませんし、やってみると、そんなに時間がかからないはずです。

新谷流フロスの使い方

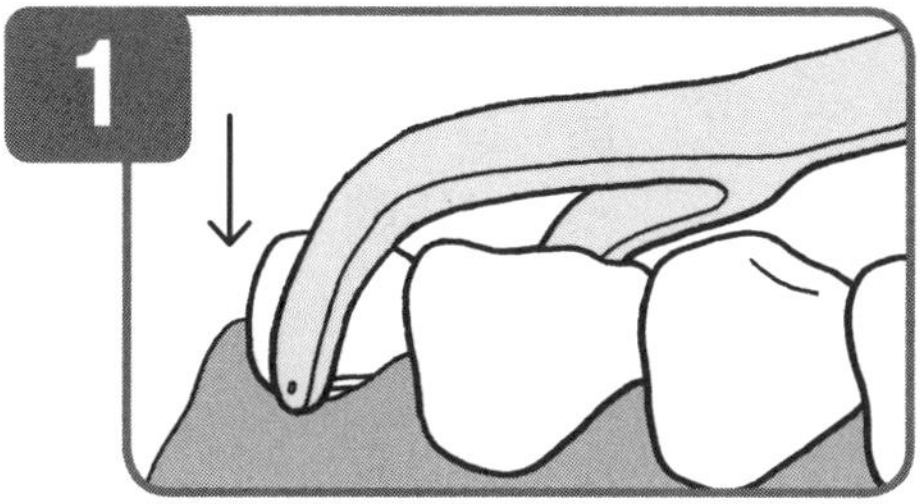

フロスを歯間に入れる

フロスを歯と歯の間にしっかりと深く入れます。

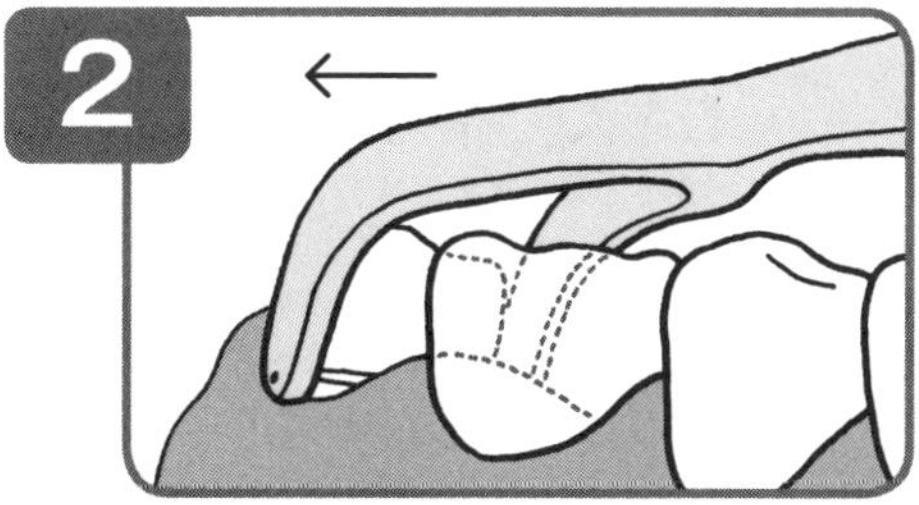

フロスを側面にあてる

きれいにする側の側面にフロスをぐっと押し当てます。

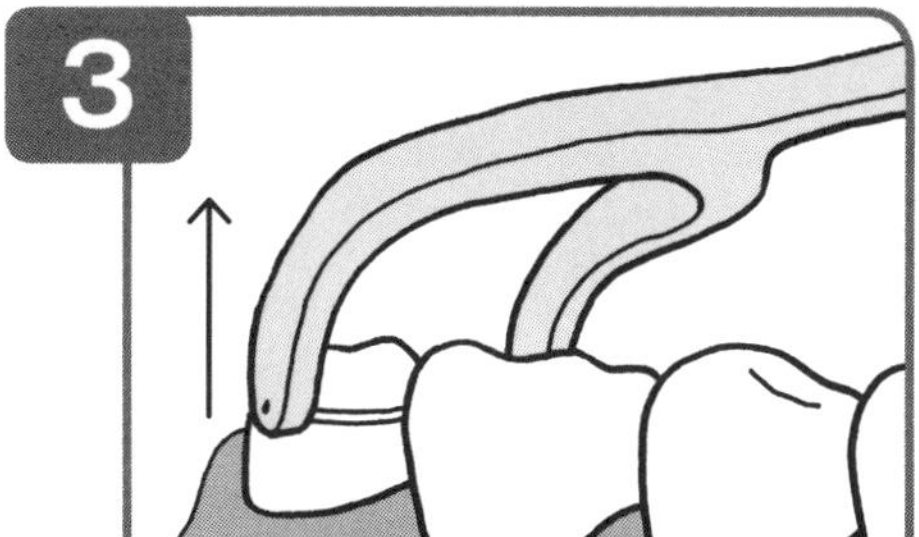

フロスを引き上げる

フロスを側面に沿わせて引き上げます。終わったら、逆側もしっかりと奥までフロスを歯間に入れ、側面に押し当て、同じように引き上げます。

逆側も同じように

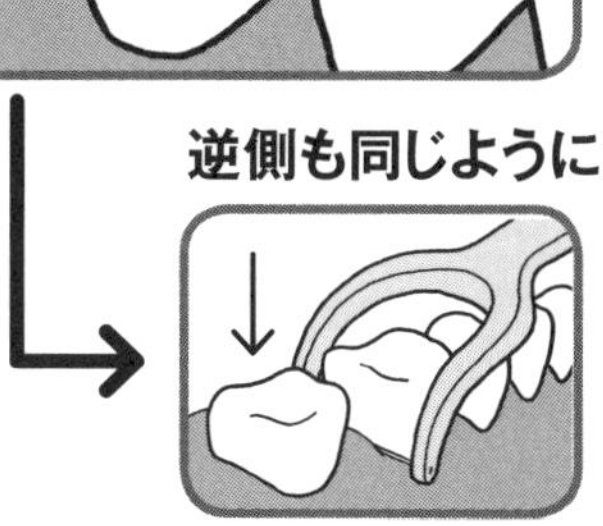

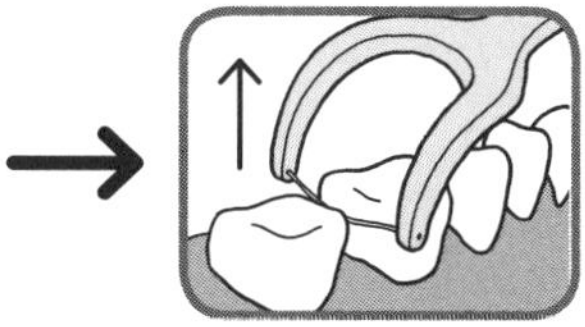

丁寧にフロスでみがくことはとてもいいことですが、それだとなかなか続かないのではないでしょうか。

私は、フロスをする回数を増やすのが、最初は大切だと考えます。

できれば、朝、昼、夜の3回行うのが理想的ですが、朝だけ、夜だけでも構わないので、まずは、フロスをすることを習慣にしてみましょう。

フロスを使っていなかった人は、最初のころは血が出ることもあるかもしれませんし、何か食べると痛みを感じるかもしれません。

でも慌てないでください。

数日経てば歯ぐきは引き締まり、痛みも引いていきます。

最初にフロスで汚れを落とし、歯みがき、そして最後にマウスウォッシュが、私の考える理想のお手入れです。

朝、昼、夜、1日3回で完璧です。

スプーンひとつでできる「舌上げストレッチ」でさらに口の老化を防ぐ

「噛みトレ」はいつでもどこでもできる簡単なトレーニングなので、慣れてくれば、もう少しできそうだなという人もいるでしょう。

そんな人はぜひ「舌上げストレッチ」を、「噛みトレ」とともに試してみてください。

ティースプーンでも普通のスプーンでも、スプーンさえあれば、「噛みトレ」同様にいつでもどこでもできます。

「舌上げストレッチ」のやり方は簡単です。

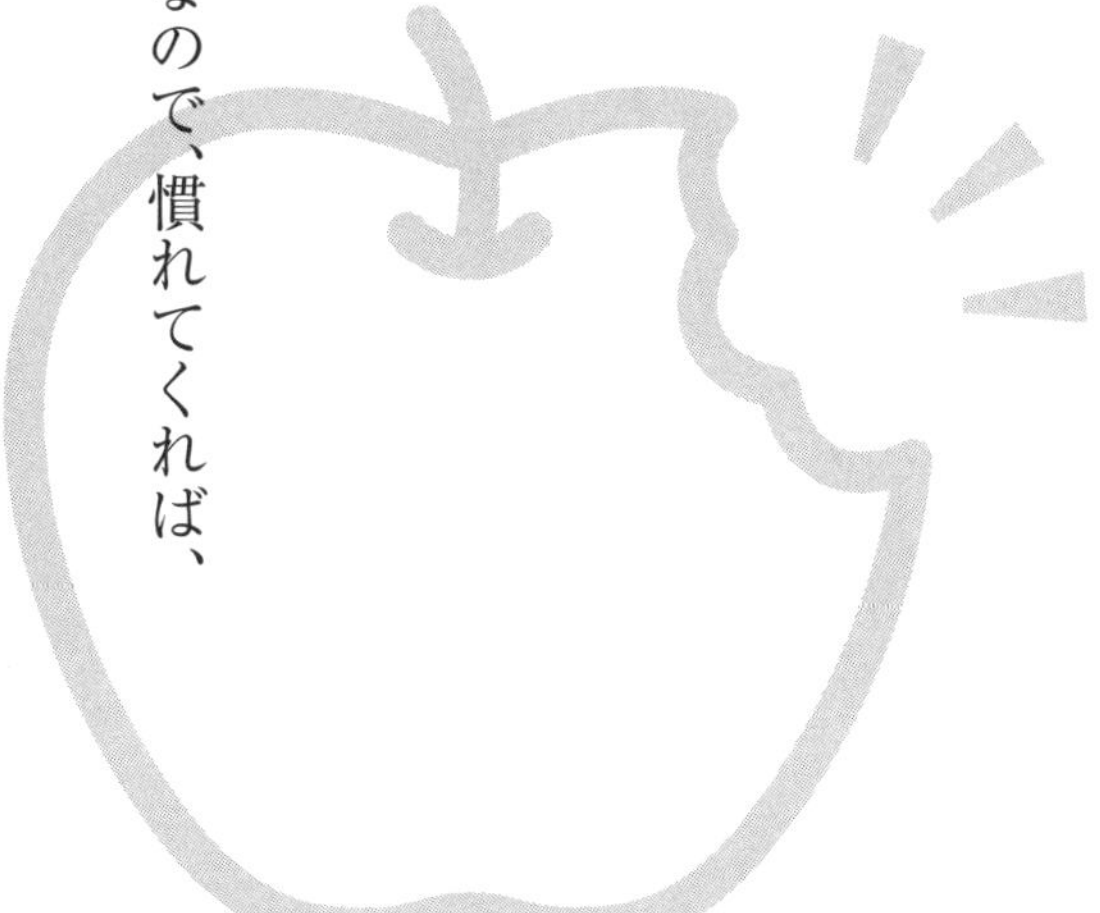

「噛みトレ」にプラスする
舌上げストレッチ

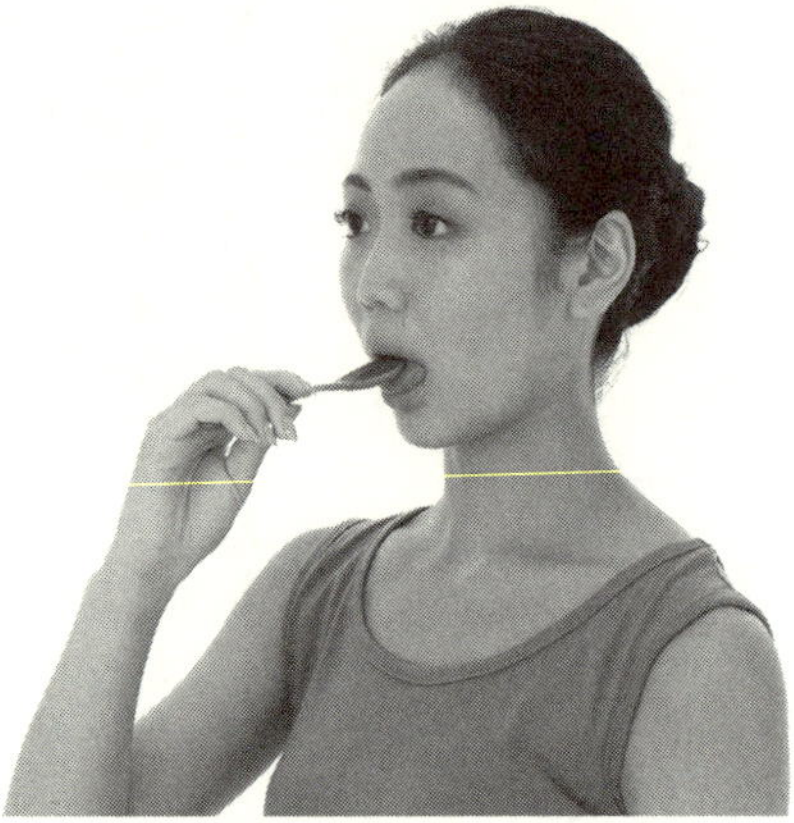

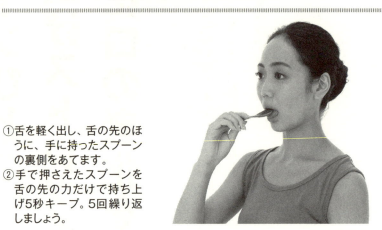

①舌を軽く出し、舌の先のほうに、手に持ったスプーンの裏側をあてます。
②手で押さえたスプーンを舌の先の力だけで持ち上げ5秒キープ。5回繰り返しましょう。

①舌を軽く出し、舌の先のほうに、手に持ったスプーンの裏側をあてます。
②手で押さえたスプーンを舌の先の力だけで持ち上げ5秒キープします。5回繰り返しましょう。

「噛みトレ」の3つのストレッチとは異なり、**舌周りの筋肉を鍛えます**。

舌の筋肉が強くなると、唾液力、咀嚼力、飲み込み力がアップするだけでなく、顔のたるみが抑えられて小顔になり、滑舌《かつぜつ》の悪かった話し方も改善します。

「リズム噛み」で、前向きで若々しい心を手に入れる

第3章でも紹介した幸せホルモンのセロトニン。

セロトニンは、脳内と腸内、そして血液中でつくり出される神経伝達物質のひとつです。

セロトニンには、さまざまな役割がありますが、中でも大切なのは、心を整え、前向きな、若々しい心になる手助けをしてくれることです。

前向きな心で「噛みトレ」を行えば、続きやすくもなり、効果も大きく変わってきます。

セロトニンの分泌を促す方法はいくつかあります。

まずは、朝、太陽の光を浴びることです。

朝陽の刺激でセロトニンの分泌が活性化されます。朝陽を浴びる時間は5分程度で十分です。


そして、もうひとつがリズミカルに噛むことです。

セロトニン神経を活性化するのはリズム運動。リズミカルに噛めば噛むほど、セロトニンはどんどん分泌されます。

食事中、音楽を鳴らし、そのリズムにあわせて噛む「リズム噛み」を試してみてはいかがでしょうか。食事が楽しくなるという効果も期待できます。

ガムを噛むのも効果的ですが、糖分を取りすぎるなどの心配がありますので、割り箸など、口に入れても安心な器具を、リズミカルに噛むのがよいでしょう。

ただし、疲れてしまうと逆効果になるので、楽しく噛めるぐらいの回数や時間で噛むのがよいでしょう。

口の老化を防ぐのに最もおススメな食材は、昆布！

私たちに「噛みトレ」が必要なのは、こりかたまってしまっている口やあご周りの筋肉をほぐさなければいけないからです。

ふだんの食生活で、第3章で話したように昔と同じくらい噛む回数があれば、筋肉がかたくなることもなければ、3つの力が衰えることもありません。口の中でとろけるような食事ばかりしているのが問題なのです。

今の時代にも、どうしても噛まなければいけない、必然的に噛む回数が増える食べものはあります。

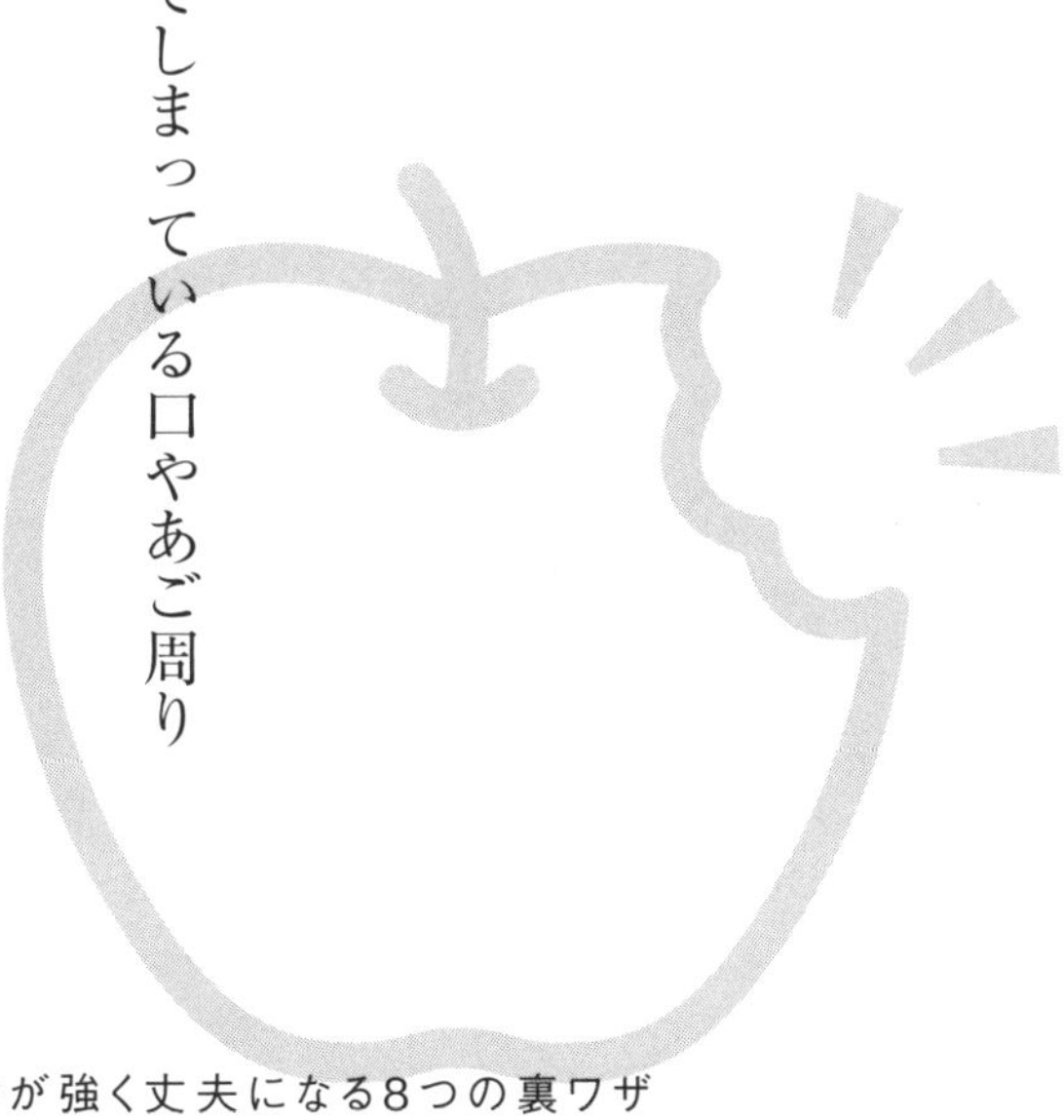

食べるだけで筋肉がほぐれる食べものです。噛む回数が増えれば、それだけ分泌される唾液の量も多くなります。

たとえば、**やわらかい肉ではなく、筋の多いかたい肉**。このタイプの肉を、ゆっくり何度も噛みながら食べる。それだけで口やあご周りの筋肉がほぐれます。

しかも、肉には、筋肉をつくるために必要なたんぱく質も含まれています。

そして**特におススメなのが酢昆布やだし昆布**です。豊富なうま味成分を含んでいる昆布は、口に含むだけで唾液がどんどん出てきます。そして、噛めば噛むほどおいしくなります。

唾液《だえき》の分泌だけを考えれば、あめ玉もいいのですが、長時間口の中に入れておくと糖分による虫歯のリスクが高まります。その点、昆布は長時間口に含んでいても、においも気にならず、糖分を心配する必要もありません。

片側だけでなく両方の歯で噛めば、食事がよりおいしくなる！

食べものを消化しやすいように小さなかたまりにするのは、口の機能が健康な状態ならば難しくありません。

何度も噛みながら、無意識に食べものが右や左に移動して、自然にまとまっていくからです。このように、左右の奥歯で噛むことを自由咀嚼といいます。

一方、片方の奥歯だけで噛むことを偏咀嚼《へんそしゃく》、片側咀嚼といいます。

自由でも片側でもあまり関係ないように思えますが、食道に送り出されるかたまりは大きく違ってきます。

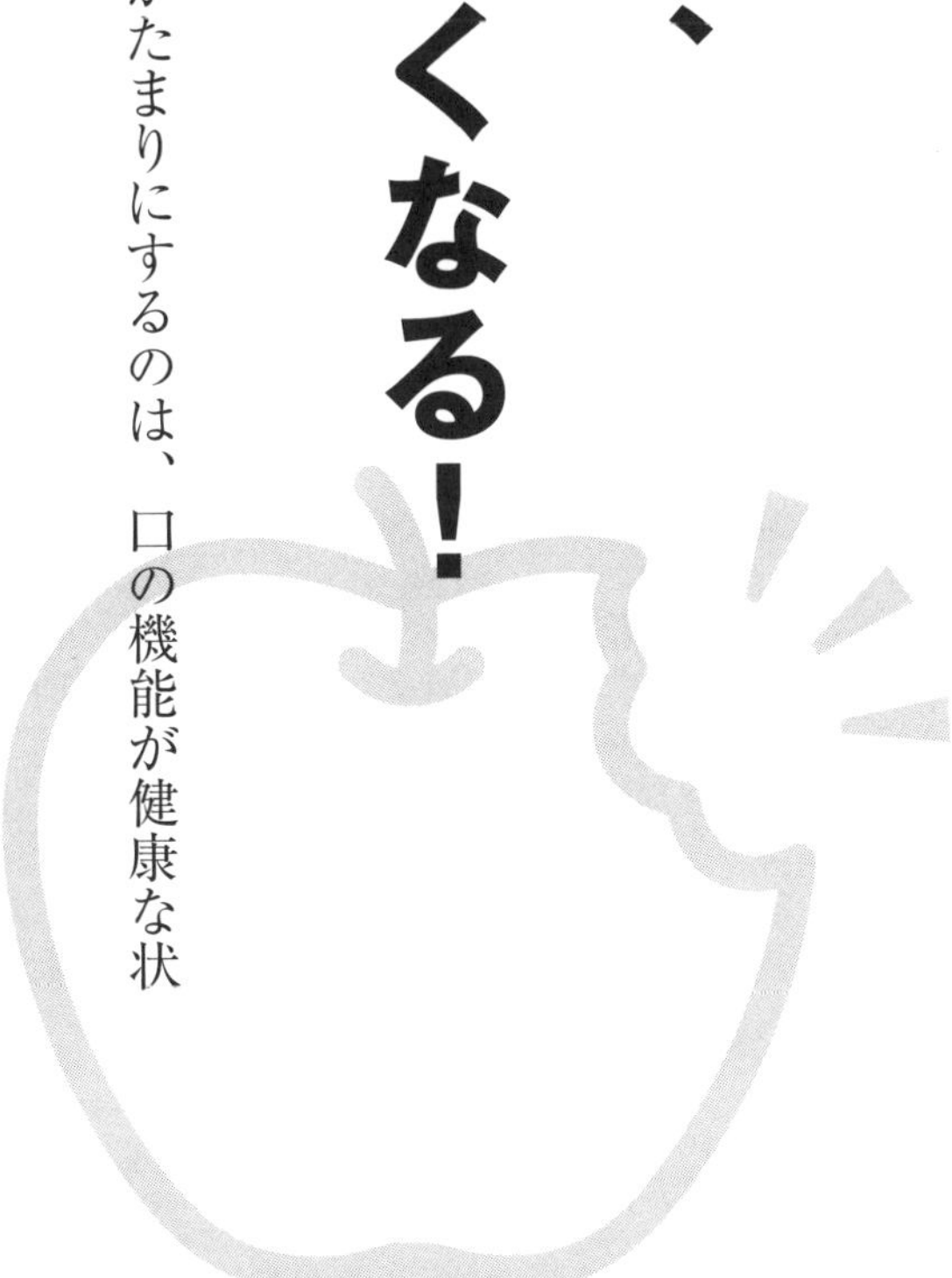

片側だけで噛んでいると、唾液とうまく混ざらず、かたまりも大きくなりがちです。少しずつ飲み込まなければいけません。

片方だけで噛んでいると、味覚もにぶくなってきます。

自由咀嚼は、食べものが左右を移動しながら舌の上を通ることで、舌の表面にある味を感じる部分が刺激されて、おいしさを感じます。ところが、片側だけだと味覚を刺激することが激減するため、おいしいのか、おいしくないのかわからなくなるのです。

片側咀嚼の原因は、頭が左右どちらかを向いているか、噛み合わせが悪いか。左側でばかり噛むくせがある人は左側の筋肉が、右側よりこっています。逆もしかり。こっていることがわかったら、**「ムンクの叫びストレッチ」のときに、こっている側を多めに刺激する**ようにしましょう。

ひとりで食べるより みんなでワイワイ食べたほうが、口は衰えない

「おひとりさま」という言葉があります。自由なイメージで悪くないのですが、口の機能を維持する視点からいうと、おひとりさまの食事は、あまりおススメできません。

おひとりさまの食事は、無意識に噛む回数が少なくなり、早食いになる傾向があります。

また、おひとりさまの食事はお手軽にさっとすませるやわらかい食べものを優先する傾向があるように感じます。

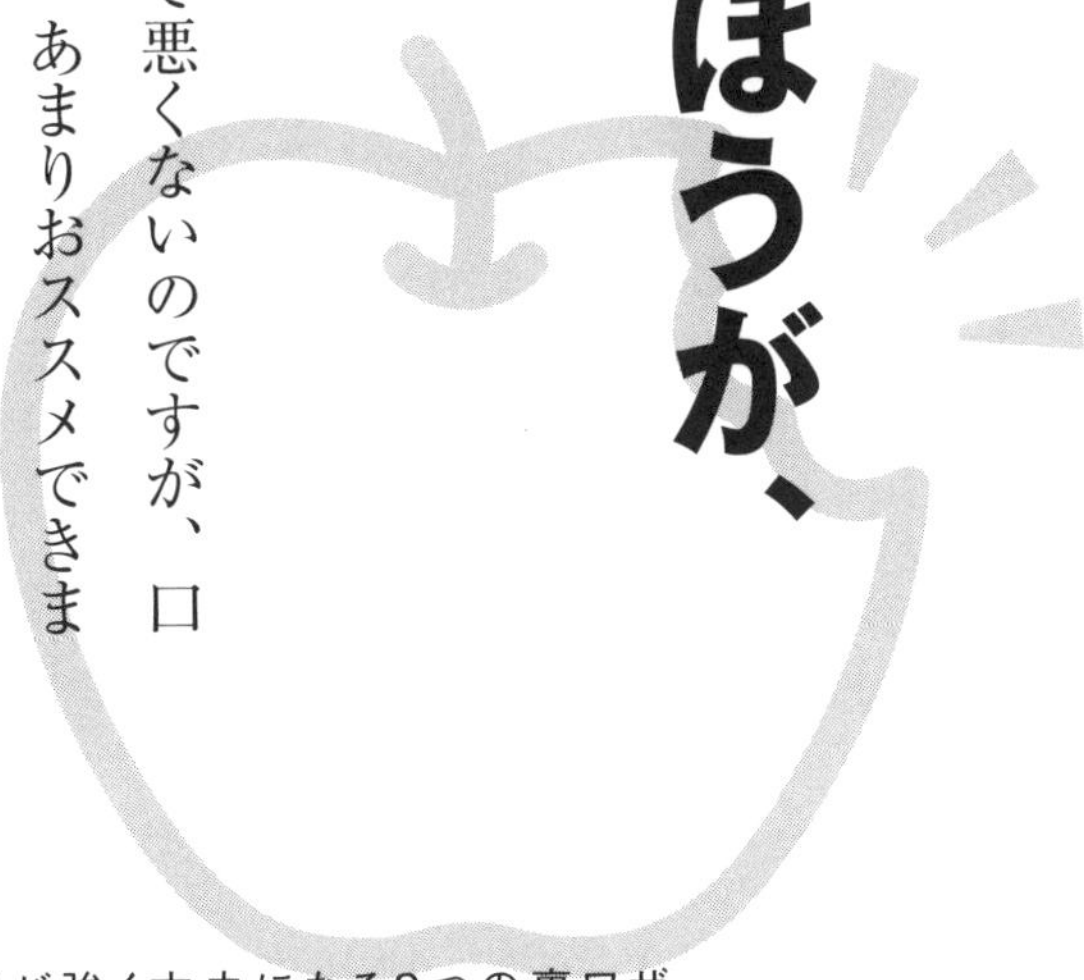

やわらかいものが多くなると咀嚼《そしゃく》力が衰えるだけでなく、嚥下《えんげ》機能のための舌やのどの筋肉をあまり使わなくなり、やはり衰えます。

一方、誰かと一緒にご飯を食べると、リラックスモードの**副交感神経が優位になって唾液がたくさん出てきます。**話しながらゆっくり食べるので、咀嚼回数も多くなります。話すことで、食べる以外でも口を動かすことになります。

口の機能を維持するには、みんなで食事することはとても効果的です。会話が生まれるし、ときには笑い合うこともあるでしょう。ゆっくり食事をすれば、よく噛んで食べるし、咀嚼回数が増えれば唾液もたっぷり出てきます。なにより、誰かと一緒に楽しい時間を過ごすと、心がおだやかになります。

誰かと一緒の食事には、オーラルフレイルを防止する要素がたっぷり詰まっているというわけです。

歯を食いしばっている ことに気づいたら、 すぐに上下の歯を離す

24時間で上下の歯が接触している時間はどれくらいあるでしょうか？

約20分程度が正常だといわれています。

短いと思うかもしれませんが、何か食べるとき以外は上下の歯が接触することはほとんどありません。誰かと話しているときに接触しますか？　歯を接触させると話せなくなるはずです。


しかし、日中、上下の歯が接触しているという人がいます。

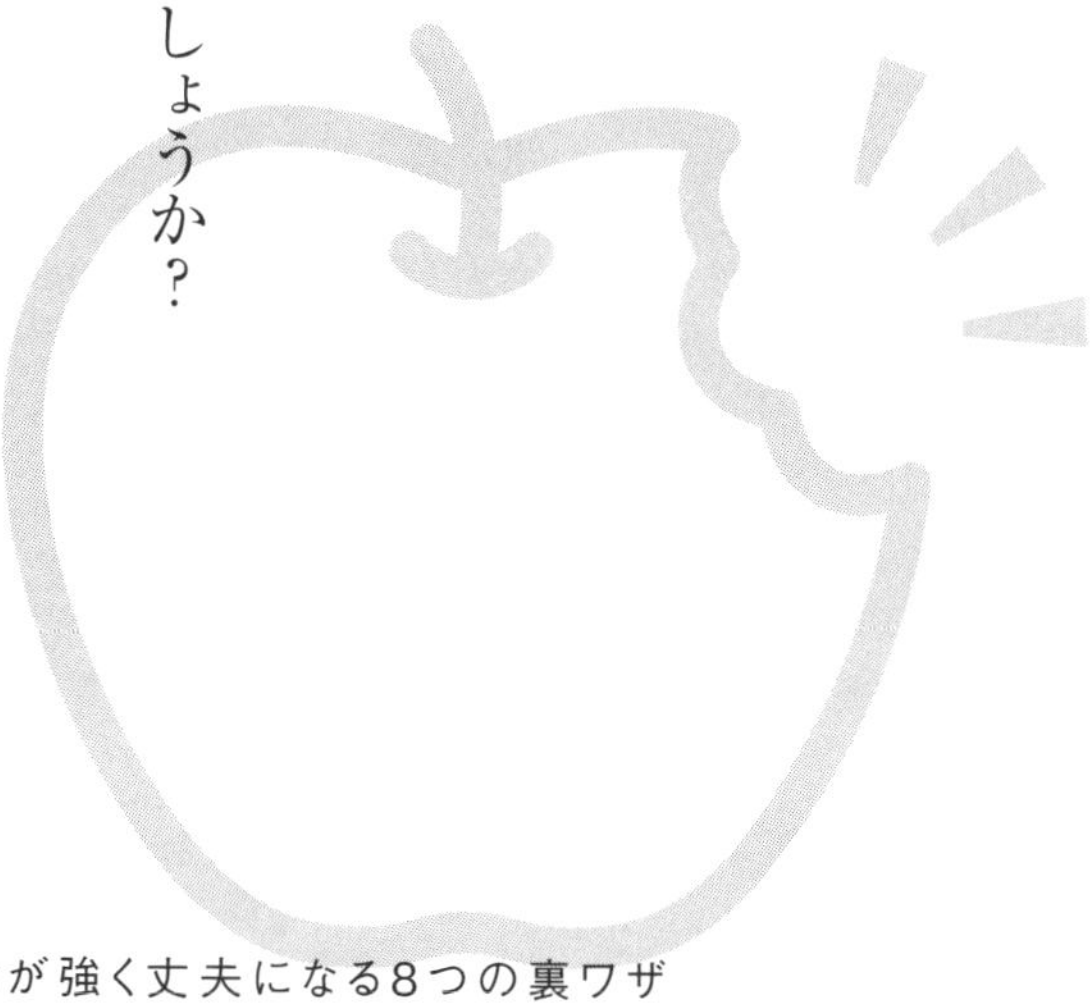

そういう人は睡眠中、自分では気づくことはないでしょうが、さらに強い力で食いしばっています。ひどいときには歯が割れてしまう悪夢を見るほどです。目覚めたときに疲れを感じたり、肩や首、そして口の周りの筋肉がこっていたりするのは、寝ている間に食いしばっているからかもしれません。

こうした症状を、ＴＣＨ（Tooth Contacting Habit／歯列接触癖《しれつせっしょくへき》）といいます。７～８割の人に多かれ少なかれ症状が出ているといいます。**みなさんも気づいていないだけで、知らないうちに歯が接触していることがあるかもしれません。**パソコンを見ながら、テレビを見ながら、本を読みながら、スポーツ観戦しながら、いつどこでなにをしていてもＴＣＨになる可能性はあります。

無意識なので、いつ歯が接触しているのかわかりません。気づいたら、すぐに上下の歯を話すように心がけましょう。ＴＣＨがひどくなると、口の周りの筋肉がかたくなり、３つの力の低下につながります。

歯の補強は1本1本で考えるのが基本！

成人の歯は、親知らずを除くと28本。大きさも形もそれぞれ異なる1本1本に違った役割があります。

食べものを噛み切る歯、粉砕する歯、噛み合わせたときにあごを安定させる歯など、役割を持って生えてきています。

1本でも歯を失うと、その役割分担が崩れることになります。

歯がないままにしておくと、口の機能の低下につながります。

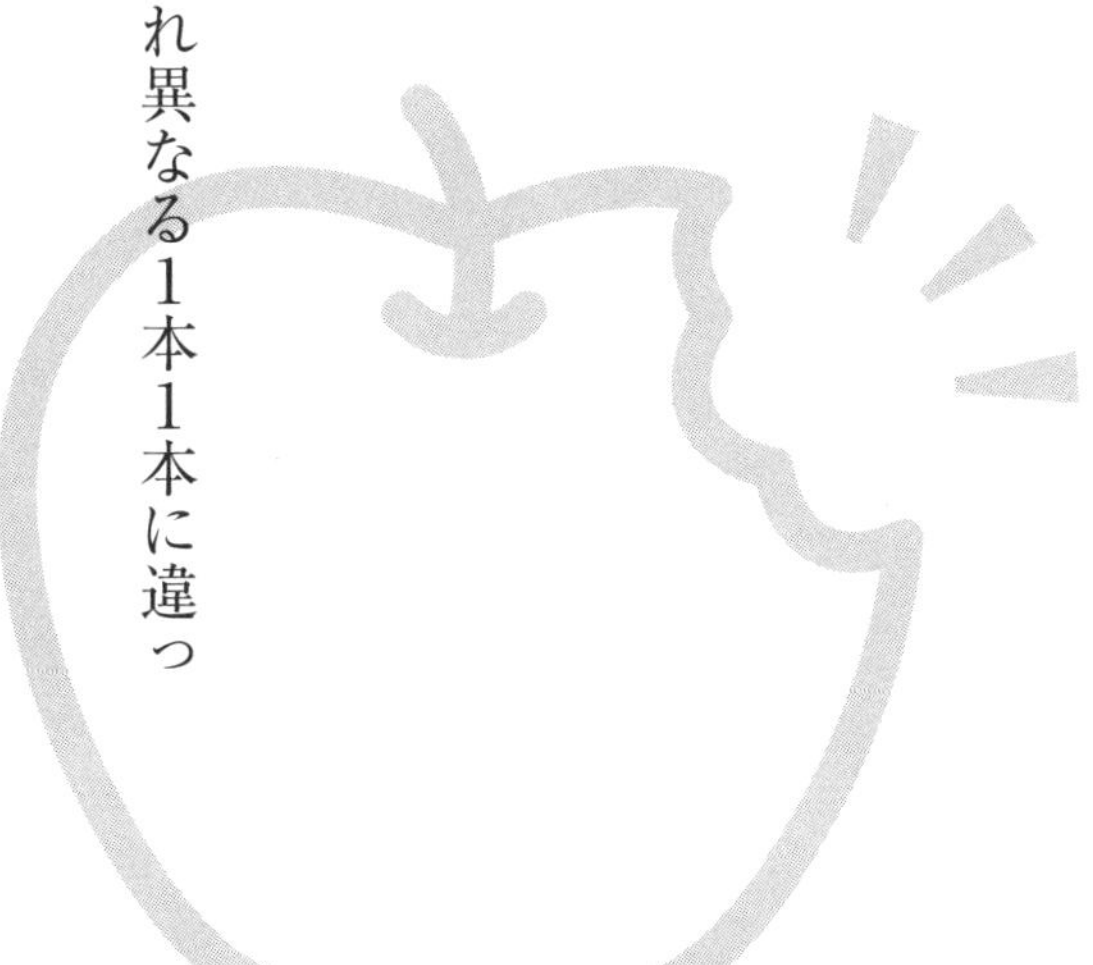

失った歯を義歯で補強し、噛む力を取り戻すのが補綴《ほてつ》治療です。治療法には、大きく分けて6種類あります。

歯の一部を失ったときは、その部分だけを補うクラウン。歯を1本丸ごと、あるいは複数本失ったときは、ブリッジ、接着ブリッジ、部分入れ歯、インプラントという4種類の治療法を使い分けます。

そしてすべての歯が失われたときは、総入れ歯になります。

それぞれにメリットとデメリットがありますが、基本的には、歯の1本1本が本来の役割を果たせるかどうかで考えるべきです。

そういう意味では、**私はブリッジという方法はおススメしません。**ブリッジは、失った歯の両側にある健康な2つの歯を削って橋をかけるようにつながった補綴を入れます。

おススメできないのは、健康な歯を削ることと、失った歯と両側の歯を含めて3本の歯をまとめてしまうことです。まとめるとみがきにくくなり、残った歯が虫歯や歯周病などで抜かざるを得なくなったときに、3本まとめて失うことになるからです。

1本でも自分の歯を残すほうがおいしい食事ができるなら、まとめるのは自分の歯を失うリスクを高めるばかりです。

また、**フロスで1本1本の歯のケアができないこともブリッジをすすめない理由のひとつ**です。

1本1本を基本と考えると、インプラントが最良の方法と思えますが、費用面などでどんな人にも最適とはいえません。

ただし、インプラントは最先端の治療法であり、現在、3つの力を取り戻すための最善の治療と考えたほうがいいでしょう。

自分の歯を最後まで残したいなら、補綴治療の前に、「噛みトレ」で口内環境をよくすることです。いつも健康な口の中を維持できれば、補綴治療のお世話になることはありません。

おわりに

あなたを家族と思って治療してくれるそんな歯科医師との出会いを

私は、医師としてのモットーが2つあります。

ひとつは、患者さんにうそをつかないこと。

もうひとつは、自分の家族にしない治療は患者さんにしないこと。

私のクリニックを訪れた患者さんには、治療をはじめる前に「私はあなたのことを家族だと思って治療します」と伝えます。

自分の家族だとしたら、必死に、どうにかして治すことを考えます。

そして、なにより自分の技術をみがかなければ、家族を不幸にしてしまいます。

そういう思いで患者さんと向き合う信頼できる歯科医師をぜひ、みなさんの周りでみつけてほしいのです。

あるビジネス誌で、リタイアしたシニア世代の人に「リタイアする前にやるべきだったこと」というアンケート調査を行ったことがあります。

1位は、「歯の定期検診を受ければよかった」。リタイアしてから、はじめて口腔機能の大切さに気づいた人が多かったということでしょう。

読者のみなさんは、本書を通して「噛みトレ」を知ることになりました。あとは、信頼できる歯科医師との出会いです。

「私にする治療を家族にしますか?」と尋ねてみて、言いよどむような歯科医師はやめたほうがいいです。

また、詰め物をした場所をフロスでみがいたら引っかかった。そのことを訴えてもやり直さない。そんな歯科医師はやめたほうがいいでしょう。妥協《だきょう》することなく、生涯にわたってお付き合いできる歯科医師を探してください。みなさんの身近にもきっといるはずですから。

口腔外科医　新谷　悟

歯と歯ぐきを強くする

噛みトレ

発行日　2019年11月4日　第1刷

著者　新谷 悟

本書プロジェクトチーム
編集統括　柿内尚文
編集担当　中村悟志
デザイン　鈴木大輔、江﨑輝海（ソウルデザイン）
編集協力　洗川俊一、洗川広二、田代貴久（キャスティングドクター）
写真　森モーリー鷹博
モデル　内藤えみ（ディアマントプロモーション）
ヘアメイク　木村三喜
イラスト　石玉サコ
校正　中山祐子

営業統括　丸山敏生
営業担当　石井耕平
営業　増尾友裕、池田孝一郎、熊切絵理、大原桂子、桐山敦子、綱脇愛、渋谷香、寺内未来子、櫻井恵子、吉村寿美子、矢橋寛子、遠藤真知子、森田真紀、大村かおり、高垣真美、高垣知子、柏原由美、菊山清佳
プロモーション　山田美恵、林屋成一郎

編集　小林英史、舘瑞恵、栗田亘、村上芳子、堀田孝之、大住兼正、菊地貴広、千田真由、生越こずえ、名児耶美咲
講演・マネジメント事業　斎藤和佳、高間裕子、志水公美
メディア開発　池田剛、中山景、長野太介
マネジメント　坂下毅
発行人　高橋克佳

発行所　株式会社アスコム

〒105-0003
東京都港区西新橋2-23-1　3東洋海事ビル
編集部　TEL：03-5425-6627
営業部　TEL：03-5425-6626　FAX：03-5425-6770

印刷・製本　中央精版印刷株式会社

Printed in Japan ISBN 978-4-7762-1061-0